看護のための教育学

第2版

編著

中井俊樹
愛媛大学 教育・学生支援機構 教授

小林忠資
岡山理科大学 獣医学部 講師

執筆

寺田佳孝
東京経済大学 経済学部／全学共通教育センター 准教授

嶋﨑和代
名古屋女子大学 健康科学部看護学科 准教授

原田健太郎
島根大学 教育・学生支援本部 講師

都島梨紗
岡山県立大学 保健福祉学部栄養学科 講師

上月翔太
愛媛大学 教育・学生支援機構 講師

JN048709

医学書院

看護のための教育学

発　行	2015 年 12 月 1 日	第 1 版第 1 刷
	2020 年 10 月 15 日	第 1 版第 6 刷
	2022 年 1 月 15 日	第 2 版第 1 刷Ⓒ
	2023 年 5 月 15 日	第 2 版第 2 刷

編　著　中井俊樹・小林忠資

発行者　株式会社　医学書院

　　　　代表取締役　金原　俊

　　　　〒113-8719　東京都文京区本郷 1-28-23

　　　　電話　03-3817-5600(社内案内)

印刷・製本　横山印刷

ISBN978-4-260-04884-2

第2版 はじめに

「教員を目指す学生のための教育学ではなく，看護師を目指す学生のための教育学になっていますね」。『看護のための教育学』の初版に対して，初対面の教員からこのような感想をいただいたことがあります。初版を執筆するときに重視したことが伝わっていることを実感し，刊行してよかったと思いました。このような多数の教員に支えられ，このたび，第2版を刊行することができました。

第2版の方針は初版から一貫しています。看護師を目指す学生にふさわしく，そして長く活用される教科書を目指して，可能な限り普遍的で重要な内容から構成することを心がけました。初版刊行以降の教育をめぐる環境の変化を踏まえた修正も行いました。しかし，それ以上に第2版の修正に結びついたのは，執筆者らが実際に授業担当者として授業で活用した際の経験です。

初版刊行以降，私も看護学生を対象とした教育学の授業で教科書として活用しました。2020年以降のコロナ禍においては遠隔授業の教科書として活用してきました。初版も十分に検討した上で執筆したつもりでしたが，実際に5年以上にわたって授業を担当し学生の反応を確認すると，追加や修正したいと考える内容に気づくものです。そのような授業の現場で発見した改善案を今回の改訂に盛り込みました。

結果として，第2版は初版から大きな変更を行うこととなりました。まずは，新たに「リフレクションの技法」の章を加え，全13章構成としました。リフレクションを扱う章を設けたのは，リフレクションが看護学生の生涯にわたる学習において大切な役割を担っていると考えたからです。また，「コーチングの技法」を1つの章にまとめました。指導の実践のなかで発展したコーチングの技法は，看護現場において活用すべき場面が多いからです。さらに，「学習の原理」の章を大幅に改編しました。改編によって，学習という活動が教室だけでなく職業の現場などにも広がっており，それらを説明する原理がより理解しやすくなったと考えています。その他の章においても，内容を整理し表現などよりわかりやすくなるよう修正を行いました。

今回改訂できたのは，執筆者らの力だけによるものではありません。執筆者らが担当した授業の学生からのフィードバックや執筆協力者による草稿段階での有益なアドバイスは，執筆する上で役立ちました。また，医学書院の大野学氏には，第2版の作成のきっかけをいただき，編集，イラストなどさまざまな点でお力添えいただきました。多くの方のご協力を得て，第2版の出版にこぎつけることができました。

今回の改訂によって，『看護のための教育学』という書名に，よりふさわしい内

容になったのではないかと自負しています。本書が，看護師を目指す学生の興味を刺激し長い期間にわたって役立つものとなることを願っています。また，本書の内容が，看護師になるために必要な教育学とはどのようなものなのかについての議論の契機になればと期待しています。

2021 年 12 月

中井　俊樹

初版 はじめに

　看護師を目指しているのになぜ教育学を学ぶ必要があるのでしょうか。このような疑問をもつ人もいるでしょう。そのような人に対しては，看護師を目指しているからこそ教育学が必要であると強く主張したいと考えています。

　多くの看護師養成機関において，教育学の授業が開講されています。それは，看護師にとって教育学が重要であると考えられているからです。看護師は人の学習や発達を理解することが求められます。また，患者さんや家族への指導，後輩への指導，実習生への指導などの場面において，看護師は指導者としての役割を担っています。さらに，看護師は専門職として自分自身の学習について理解し，キャリアを拓いていくことが求められます。このような職業上の理由から，看護師にとって教育学を学ぶことは重要なのです。その上，教育学は子育てや趣味としての学びなどにも役立ちます。

　本書は，看護師になるために必要な教育学の知識や技能をまとめたものです。看護師養成機関における教育学の授業を想定して執筆しました。したがって，本書が第一に想定する読者は，看護師養成機関の学生です。学生が読んで理解できるように心がけて執筆しました。看護師養成機関の学生以外にも，看護師や看護教員など教育にかかわる多くの看護関係者にとって役立つ内容になっているのではないかと考えています。

　本書の執筆の動機は，看護師養成機関における教育学の授業に適した教科書が見あたらなかったことにあります。看護師を目指す学生のための教育学の内容は，教員や教育研究者を目指す学生のための教育学の内容と異なるにもかかわらず，多くの既存の教科書はその違いを明確にできていませんでした。そのため，看護学生が教育学を学習する意義が十分に伝わっていなかったのではないかと考えています。看護学生向けの適切な教育学の教科書がないという課題は，『看護教育』51巻9号（2010年）などの専門誌においても指摘されてきました。

　このような背景のもと，看護師になるために必要な教育学とはどのようなものかについての検討を重ねて，本書をまとめることができました。書名である『看護のための教育学』にふさわしい内容になったのではないかと自負しています。本書を通して，教育学は役立つ，教育学はおもしろい，教育学をもっと知りたいと考える読者が増えればと願っています。

　本書が作成できたのは執筆者の力だけによるものではありません。草稿段階では，多数の関係者から的確で有益なアドバイスをいただきました。その一部の方を執筆協力者として巻末に列挙しました。小川幸江氏（名古屋大学事務補佐員），東岡達也氏（名古屋大学大学院生），星野晴香氏（愛媛大学大学院生），大内洋子氏

(愛媛大学技術補佐員)には，資料の作成や書式の統一などにご協力いただきました。医学書院の藤居尚子氏，木下和治氏，南村雄也氏には，本書の企画のきっかけをいただき，編集，レイアウトデザイン，イラストなどさまざまな点でお力添えいただきました。多くの方のご協力を得て，ようやく本書の出版にこぎつけることができました。この場をお借りして，みなさまに御礼申し上げます。

2015 年 10 月

中井　俊樹

本書の構成と使い方

　本書では，看護師になるために必要な教育学の内容が4つのパートから構成されています。第1部から順に読まれることを前提に書いていますが，自分の関心のあるところから読むといった使い方もできます。それぞれのパートのねらいは以下の通りです。

〈第1部　人の発達と学習〉

　人の発達や学習の特徴を理解します。看護師には，新生児から高齢者までの幅広い多様な患者さんと接するという職業上の特徴があります。自分と年齢や性別が異なるからといって相手のことが理解できないというのでは，適切な看護はできません。人の発達や学習を理解することで，より深く看護の対象を捉えることができます。

〈第2部　指導の基本〉

　看護師として遭遇する場面で役立つ指導の基本となる知識や能力を身につけます。想定している指導の対象は患者さんや後輩看護師などです。看護においては，患者さんが主体的に生活習慣を変更できるような指導が求められます。また，看護師としてある程度の経験を重ねると後輩の指導に携わります。そのような場面に役立つ指導の方法が理解できます。

〈第3部　さまざまな指導の技法〉

　効果的に指導を進める上で活用できるさまざまな技法を習得します。効果的な学習を促す手段として，学習意欲を高める技法，コーチングの技法，ディスカッションの技法，リフレクションの技法があります。それらを，看護師として遭遇する場面でどのように活用したらよいのかが理解できます。

〈第4部　キャリア開発と学習〉

　看護師が専門職として自分自身の学習について理解することは，自分自身のキャリアの開発につながります。看護師は，免許取得後も自ら進んで能力開発に努めることが求められます。そのため，キャリアのどの段階においても学習が必要となります。キャリアの開発に向けた学習にどのように取り組むべきかが理解できます。

　各章の終わりには，ワークを用意しています。みなさんの学習に活用されるこ

とを想定して作成しました。個人でも取り組めますが，グループで取り組むことでお互いの考え方を共有することができます。また，**生涯学習***のように右肩に＊がつけられた用語については，巻末の用語集(p.123)にその用語の説明を記しました。

目次

第 1 部　人の発達と学習　　　　　　　　　　　　　　　　　　　　　　　　　　1

第2部　指導の基本　　　　　　　　　　　　　　　　　　　　　29

第4部　キャリア開発と学習　　103

12章　看護師としての学習を理解する ································· 104

人の発達と学習

学ぶことと教えること

なぜ人は学ぶのでしょうか。人にとって教育とはどのような活動なのでしょうか。現在の社会においてどのような学習が必要なのでしょうか。本章では，学ぶことと教えることがどのようなものであり，社会やあなたにとってどのような意味があるのかを考えます。

1 生涯学習社会を生きる

1）予測困難な時代の到来

　社会のあり方は教育に影響を及ぼします。野生動植物の狩猟や採集を生活の基盤とした太古の時代においては，現代のような教育制度は必要ありませんでした。なぜなら，日々の生活を通して，その社会で生きていくために必要な知識や能力を，誰もが自然と身につけることができたからです。

　一方，現代の社会は，生きていくために多くの知識や能力が必要になります。さらに，グローバル化，労働市場や産業構造の流動化，情報技術分野の進展，AIの発達などにより，生きていくためにはどのような能力が必要なのかを予測することすら困難な時代になっています。それを端的に表したのが，以下のデューク大学のデビッドソンの言葉です（Heffernan 2011）。

> アメリカの小学校に入学した子どもたちの65％は，大学卒業時に今は存在していない職業に就くだろう。

　つまり，現在ある職業がなくなってしまうかもしれないし，それに代わって新たな職業が生まれてくるかもしれないということです。現代の社会でキャリア*を築いていく上では，このように将来の予測が困難であることを頭の中に入れておく必要があります。

　予測困難な時代は大変な時代だと考える人も多いかもしれません。しかし，見

方を変えれば，チャンスのある胸躍る時代だと考えることもできます。変化に伴うチャンスを生かすことができるかどうかの鍵となるのが，生涯にわたる学習です。

2）生涯にわたって学習する

　これから訪れるであろう予測困難な時代においては，成人になるまでの一定の期間の学習によって，その後の人生に必要なすべての知識や能力を習得することが難しくなります。社会の変化に応じて，あるいは必要が生じたときに，そのつど学習をすることが求められます。人が生涯にわたり学習活動を続けていくことを**生涯学習**＊と呼びます。日本の教育制度と政策に関する基本方針を示した法律である教育基本法では，生涯学習の理念が定められています。

教育基本法　第三条
国民一人一人が，自己の人格を磨き，豊かな人生を送ることができるよう，その生涯にわたって，あらゆる機会に，あらゆる場所において学習することができ，その成果を適切に生かすことのできる社会の実現が図られなければならない。

　生涯学習が推進される主な理由は3つあります。第一に，社会の変化に対応するためです。変化する社会の中では，絶えず新しい知識や能力と学ぶことが重要です。第二に，心の豊かさや生きがいへの要求に対応するためです。社会の成熟化に伴い，心の豊かさや生きがいを求める学習への需要が増大しています。第三に，**学歴社会**＊の弊害を是正するためです。さまざまな学習の成果が適切に評価される社会を築いていくことで，人生の一時点での評価を重視する学歴社会がもたらす弊害を是正することにもつながります。

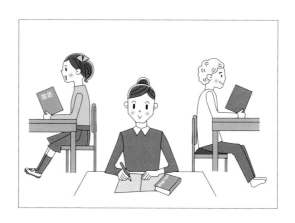

3）学習の場は学校だけではない

　生涯における学習はどこで行われるのでしょうか。学習といえば，学校を連想する人も多いでしょう。実際，大学の公開講座など市民に向けて学習の機会を提供している学校も多く，学校は生涯学習の機関として重要な役割を果たしています。

　しかし，学習は学校のみで行われるわけではありません。学習の場は，カルチャーセンター，生涯学習センター，図書館，スポーツ施設など多岐にわたります。また，家庭におけるしつけや職場における職業訓練も生涯学習に含まれます。

　たとえば動物園を例に考えてみましょう。学習を目的として動物園を訪れる人は多くないかもしれません。しかし，一見レジャー施設のような動物園も，実は学習を提供する貴重な施設です。動物を観察することを通して，個々の動物の特徴を把握したり，生命の大切さを実感したり，環境問題を考えたりと，本人が意識するかどうかにかかわらず学習が起こっているのです。

　また，デジタル技術の発達によって，インターネット上には動画をはじめとした多くの教材があふれています。パソコン，タブレット，スマートフォンがあれば，自宅でも電車の中でも学習することができます。

　生涯にわたり学習を続けていく上で，学校は学習の場の 1 つでしかありません。さまざまな場での学習を通して，よりよい人生を送ることができるのです。

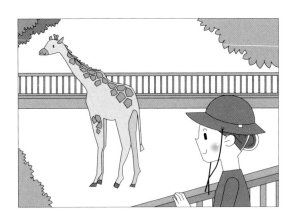

2 なぜ教育が大切なのか

1）教育は人に固有の営みである

　教育は人に固有の営みです。動物の中で教育を行うのは人だけであり，人であれば誰でも教育とは無縁ではありません。なぜ自分が教育について学ぶ必要があるのだろうと疑問に思う人がいるかもしれません。それは私たちが人間である以

上，生涯をかけて学ぶことと同じくらい，教育にも携わることになるからです。

　教育が人に固有な営みなのは，人の生物学的特徴と関係しています。人と人以外の動物の成長の速度は大きく異なります。たとえば，子馬や子牛は生まれて1時間程度で立ちあがることができ，しばらくすると走ることもできます。一方，人は生まれてすぐに立ちあがったり歩いたりすることはできません。親が世話をしなければ，生命も危ぶまれるような弱い存在です。人としての特徴である二足歩行や言語の使用などは，生後1年近くたってようやく可能になってきます。人はほかの哺乳類と比べ1年ほど早産であるという**生理的早産説***を提唱する研究者もいます（ポルトマン 1961）。

　人は生まれたときの能力では生きていくことができません。人は生まれた後に，生きていくために必要な能力を獲得していくのです。人は大きな脳と高い学習能力をもっています。そして，生後獲得した言葉や文字を使って効果的に学ぶことができるのです。

　人にとって教育は非常に重要な活動です。人はまわりのさまざまな教える立場の人から多くのことを学びます。人は教育によって形成されると言っても過言ではありません。18世紀の哲学者のルソーは以下のように表現しています。

　　わたしたちは弱い者として生まれる。わたしたちには力が必要だ。わたしたちはなにももたずに生まれる。わたしたちには助けが必要だ。わたしたちは分別をもたずに生まれる。わたしたちには判断力が必要だ。生まれたときにわたしたちがもってなかったもので，大人になって必要となるものは，すべて教育によってあたえられる。
　　　　　　　　　　　　　　　　　　　　　　　　（ルソー 1962, p24）

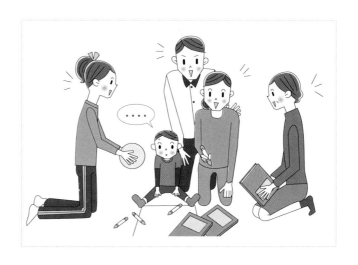

2）教育は社会と文化を支えている

　教育は，個人だけでなく社会や文化の維持や形成にも貢献します。人が集団生活を営むようになってから，さまざまな文化が発展してきました。その中で言葉や文字によって，人は学習したことを他者に教え，次の世代に引き継いできました。また，学校という制度によって，大人から子どもに効果的に教育することができるようになりました。今私たちがもっている文化，私たちが暮らす社会は，これまで引き継がれてきたものの上に成り立っています。つまり，私たちの文化と社会は，教育によって支えられているのです。

　身近な例で考えてみましょう。あなたが日頃なにげなく使用しているスマートフォンは，これまでの人類の英知の結晶とみなすことができます。スマートフォンが使用できているのは，単に電気機器製造会社と通信事業会社のおかげではありません。ニュートンやベルのような有名な発明家や科学者をはじめ，これまでの無数の人々が生み出してきた知恵が，次の世代に引き継がれてきたからと言えます。

　前の世代から伝承されてきたものは，科学技術だけではありません。目に見えない思想や概念などもあります。たとえば，人権という考え方をとりあげてみましょう。人権には，差別されない権利，自由に生きる権利，人として最低限の生活をする権利などが含まれます。そのような権利は，わが国では日本国憲法に当たり前のように定められており，それらの権利が侵害されることは許されません。しかし，それは，リンカーンや福沢諭吉のような著名なリーダーを含む多くの人々が人権の概念を検討し制度化し，次の世代に引き継いでくれたことによるものです。だからこそ，私たちは人権を侵害されることなく安心して生活できているのです。

　つまり，世代間で次々に行われた教育によって，現在の社会と文化が成り立っているのです。同様に，私たちの世代も次の世代に教育を通して文化を継承して

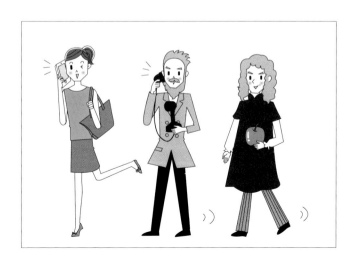

いくことが求められます。

3）教育は人格の完成を目指す

　「何のために学ぶのか」とたずねられたとき，あなたはどのように答えるでしょうか。「先生にほめられたいから」「まわりもやっているから」のように，他者からの評価が気になる人もいるでしょう。また，「自分が目指している職業につきたいから」「海外で生活してみたいから」のように，将来の自分の夢や目的を語る人もいるでしょう。さらに，「もっと世の中のことを知りたいから」「学ぶこと自体が好きだから」と答える人もいるでしょう。このように，個々の学習の動機や目的はさまざまです。

　では，「何のために教えるのか」という問いに対してはどのように考えたらよいでしょうか。「よい大人になってほしいから」「個性を伸ばしてほしいから」「社会の中で活躍してほしいから」「国や世界の発展に寄与してほしいから」など，同様にさまざまな意見があるでしょう。教育には多様な目的があります。学校，家庭，職場など，場所や対象によって教育の目的は異なるでしょう。

　それでは，教育制度について定めた法律ではどうでしょうか。教育基本法では，教育の目的は以下のように記されています。

> **教育基本法　第一条**
> 教育は，人格の完成を目指し，平和で民主的な国家及び社会の形成者として必要な資質を備えた心身ともに健康な国民の育成を期して行われなければならない。

　教育基本法では，人格の完成という言葉に示されているように，人としての全面的な発達が最も根本的な教育の目的とされているのです。

4）教育を受ける権利

　日本のすべての子どもを小学校に通わせることは容易なことではありません。約600万人以上の子どもを学校に通わせるためには，全国に2万校以上の小学校を整備することが必要です。また，教科書や教材の作成と配付，40万人以上いる小学校教員の給与など，小学校での教育を維持するためには，莫大な費用が必要です。なぜこのようなことが可能になったのでしょうか。

　それは，教育の重要性が社会に広く認められているからです。教育は社会と文化を支える重要な活動であり，教育を受ける権利は人権の1つと考えられています。教育を受ける権利は，日本国憲法において以下のように示されています。

> **日本国憲法　第二十六条**
> すべて国民は，法律の定めるところにより，その能力に応じて，ひとしく教育を受ける権利を有する。
> 2　すべて国民は，法律の定めるところにより，その保護する子女に普通教育を受けさせる義務を負ふ。義務教育は，これを無償とする。

　現在の日本では，小学校と中学校における教育が**義務教育**＊です。ときどき誤解されることがありますが，義務教育は子どもが学校に行く義務があることを意味した言葉ではありません。法律上，子どもには，教育を受ける権利があるだけで，教育を受ける義務はありません。子どもの保護者に，子どもに教育を受けさせることが義務づけられているのです。また，子どもが無償で教育を受けることができるように，国や地方自治体は全国に学校を整備しなければなりません。このようにして，子どもが教育を受ける権利が保障されているのです。

3　教える準備に取りかかる

1）教える立場にならない人はいない

　わが国には幼稚園から高校までの教員が 100 万人程度います。それに加えて，大学，専門学校，自動車教習所，ピアノ教室，英会話教室，料理教室，スイミングスクールなどでも教育が行われており，教えることを職業とする人は多数います。

　教えるという活動は，先生と呼ばれる職業についた人だけが行うことのように捉えられがちですが，実は誰もが行っていることなのです。ひとたび親になれば，自分の子どもに言葉，生活習慣，考え方など生きていく上で必要なさまざまなことを教えなければなりません。また，学校や職場で後輩や部下ができたら，仕事の進め方を教えなければなりません。日常生活においても教える場面はたくさんあります。つまり，教える立場にならない人はいないのです。

2）教えることは難しい

　人は誰でも，教員，親，先輩などから学んできた経験をもっています。教え方の上手な人，下手な人を見て，すぐれた教え方については，なんとなく頭の中で理解しているはずです。

　しかし，多くの人は教える立場になると戸惑い，うまく教えることができません。自分が知っていることやできることを教えるのでさえ簡単ではありません。自分の子どもに自転車の乗り方や泳ぎ方を教えることにさえ苦労している親は少なくないのです。スポーツの世界でも，すぐれた選手が必ずしもすぐれたコーチ

にはならないことがたびたび指摘されています。このように教えることは難しい活動なのです。

　教育において熱意や愛情は大事な要素ですが，それだけではうまく教えることはできません。上手に教えるには，教育学に関する知識や能力が必要です。

3) 上手に教えるための知識や能力がある

　小学校の先生はなぜ教えることができるのでしょうか。小学校の先生は，**教員免許状***を取得しており，その過程で教員に必要な基本的な知識や能力を身につけています。さらに，教員になってからも教授法を研鑽するさまざまな機会があります。

　子どもに跳び箱の跳び方を教える場合，適切な指導ができれば，誰でも15分で跳べるようになると言われています。跳び箱を跳べない全国の子どもを対象に，実際に跳ばせることに成功している例が報告されています（向山 1982）。跳び箱ができない理由は，腕を支点とした体重の移動ができないことであり，体重移動の感覚が身につく適切な指導がされれば，子どもは跳び箱を跳ぶことができるのです。

　このことは，上手に教えるための知識や能力があることだけでなく，もう1つ重要なことも示しています。それは，学習目標を達成できない学習者がいたら，それはその学習者の努力が不足しているのではなく，教える側に問題があると考えることができるということです。

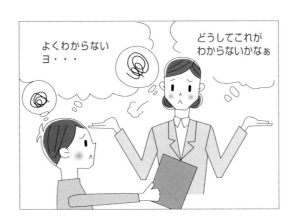

4) 自分の教育観をつくりあげる

　教育という活動には，自分の**教育観***が反映されるものです。「あなたの教育観を教えてください」と言われても多くの人は戸惑うかもしれません。教育観は，「このような教育がよいものだ」という信念です。

　教育観を形成するのは長い期間の学習の経験です。その経験の中で，学習につ

いての素朴な経験則が形成されます。たとえば，グループで議論しながら学習するのは楽しいという経験や，一夜漬けで暗記をしてもテストが終わったらその大部分を忘れてしまうという経験です。

　さらに自分自身が教育の経験を蓄積する中で，教育観が洗練されていきます。教える立場になったら，自分自身の教育活動の振り返りや教育の経験をもつほかの人々との対話により教育観を少しずつつくりあげ，自分の言葉で説明できるようになることが求められます。

> **ワーク**
>
> - 現代の社会では生涯にわたって学習することがなぜ重要なのでしょうか。
> - 教育は人にとってなぜ大切なのでしょうか。その理由を自分の言葉でまとめましょう。
> - あなたは将来どのような場面で教えることになるでしょうか。想像できる具体的な場面を書き出しましょう。

2章 人の発達を理解する

長い人生の中で人は肉体的にも精神的にも大きく成長します。人の発達にはどのような特徴があるのでしょうか。本章では，発達に関する理論や枠組みを通して，人の発達に共通して見られる特徴を理解します。

1 人の発達の特徴

1）発達とは何か

　数年ぶりに会った親戚の子どもを見て，肉体的にも精神的にも大きく成長したなと感じたことはありませんか。教育学では，一生にわたる心身の変化の過程のことを発達と呼びます。

　発達に影響を与えるものは大きく2つあります。1つは成熟です。成熟とは，教育学では主に遺伝などの要因によって自然発生的に生じる変化を指し，生物学の定義とは少し異なります。たとえば，子どもの身長が伸びることは自然と生じる成熟です。また，子どもはある程度の年齢になると，まわりが指導しなくても自ら歩くようになります。教育学ではこれも成熟と呼びます。

　発達に影響を与えるもう1つの要因は学習です。学習は，経験によってもたらされる行動の変化です。言葉や箸の持ち方などは，親が教えないと身につけることが遅くなります。

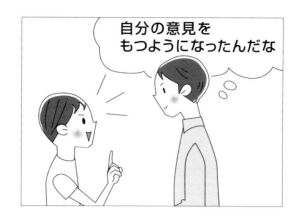

2）多くの人に共通する発達

　人の発達には，共通する方向性と段階があります。立ちあがること，歩き始めること，言葉を話し始めることなどは，多くの人に同じような時期に共通する発達です。

　多くの人に共通する発達の現象を整理したのが発達理論です。発達理論を理解することによって，人の特徴について深く理解することができます。また，指導をする際にも発達理論の知識は役立ちます。指導の対象者を理解することで，発達の段階に合わせて効果的な指導の方法を考えることができるからです。さらに，自分自身の**キャリア***を展望する際にも役立ちます。今後，自分が何を目指すか，何を克服すべきかが明確になるからです。

3）発達には段階がある

　言葉を話し始めた幼児が1週間後に成人のように話せるようになる，あるいは1人遊びをするようになった幼児が翌日，ルールにしたがって遊ぶようになるということはありえません。心身の変化は，一定の段階を経て徐々に起こっていくからです。そのような段階を，**発達段階***と呼びます。発達段階の区分にはさまざまなものがあります。乳児期，歩行期，学童期，青年期，成人期という区分や乳児期，幼児期，児童期，青年期，壮年期，中年期，老年期という区分などがあります。

　発達段階は，重要な特徴を示す区切りになります。たとえば，知的能力をみてみると，歩行期には言葉を話すようになる，学童前期には数を理解する，学童後期には具体的な場面で論理的に思考ができるようになるといったものです。発達段階を意識することで，その時期の人がどのような段階にいるのか，そして次の段階に進むためにどのような課題を抱えているのか，理解することができます。

　それぞれの発達段階において，次の段階に進むために達成が期待される課題が

表1　発達段階と発達課題

発達段階	発達課題	発達段階	発達課題
乳児期 （誕生〜1歳）	1. 社会的愛着 2. 感覚運動的知能と原始的因果律 3. 対象の永続性 4. 感覚的・運動的機能の成熟		4. 仲間集団における成員性 5. 異性関係
歩行期 （2〜4歳）	1. 移動能力の完成 2. 空想と遊び 3. 言語の発達 4. セルフコントロール	青年後期 （18〜22歳）	1. 両親からの自立 2. 性役割同一性 3. 道徳性の内在化 4. 職業選択
学童前期 （5〜7歳）	1. 性の同一視 2. 具体的操作 3. 初期の道徳性の発達 4. 集団遊び	成人前期 （23〜34歳）	1. 結婚 2. 出産 3. 仕事 4. ライフスタイル
学童後期 （8〜12歳）	1. 社会的協力 2. 自己評価 3. 技能の習得 4. チームプレイ	成人中期 （35〜60歳）	1. 家庭の経営 2. 育児 3. 職業の管理
青年前期 （13〜17歳）	1. 身体的成熟 2. 形式的操作 3. 情動の発達	成人後期 （61歳〜）	1. 老化に伴う身体的変化に対する対応 2. 新しい役割へのエネルギーの再方向づけ 3. 自分の人生の受容 4. 死に対する見方の発達

〔松尾宣武，濱中喜代編（2006）：新体系看護学　第28巻　小児看護学① 小児看護学概論・小児保健（第2版），p77，メヂカルフレンド社を参考に作成〕

あります。これは，**発達課題***と呼ばれます（**表1**）。各段階にある発達課題を満たすことで，次の段階の課題へと進みやすくなります。もし何らかの課題が達成できなかった場合，次の課題を達成することが難しくなります。

4）発達の個人差を理解する

　発達段階や発達課題を示した発達理論は，多くの人に共通する発達の方向性や段階を示したものですが，活用する際には注意が必要です。特に人の発達には個人差があることには注意しましょう。発達の時期は人によって大きな違いがあります。したがって，対象者が何歳だからどの発達段階にあると断定したり，実際と比較して発達が遅れていると簡単に判断したりすることはできません。発達には個人差があるということを念頭に置いて，発達理論で示されている内容を参考にしてみましょう。

2 認知能力の発達を理解する

1) 人の情報処理

　人は，目や耳などの感覚器官を通して身近なものや身のまわりで起きていることを理解します。人の名前を覚える，文章を読み内容を理解する，車が近づいてくるのを見て危ないと判断して避ける。これらは日常的に私たちの脳内で行われている情報処理のプロセスです。その中には，見る，聞く，覚える，考えるなどの諸機能が含まれます。こうした知的な機能のことを認知と呼びます。

2) 認知能力の発達段階

　心理学者のピアジェは，子どもの認知能力の発達について，次の 4 つの段階に分けています（ピアジェ 1998）。

① 感覚運動で物事を捉えようとする

　誕生から 2 歳頃までの時期で，感覚運動期と呼ばれます。言葉の発達が未熟なため，直接対象に働きかけることでまわりの物事を理解しようとします。目の前にあるものを触ったりつかんだりすることを繰り返します。

② 言葉で象徴的に考えようとする

　2 歳から 6 歳頃までの時期で，前操作的思考期と呼ばれます。身のまわりの経験を簡単な言葉で表現したり，10 までの数を数えたりできるようになります。その一方で，現実と想像の区別がつかない場合や，目に見えない複雑な機能や因果関係については理解が難しい場合があります。

③ 具体的な形で論理的に考える

　7 歳から 11 歳頃までの時期で，具体的操作期と呼ばれます。学校に通い始め，授業を受けたり友人との言葉のやりとりが増えたりすることから，言語能力が大きく発達します。また，足し算や引き算，長さの比較，具体的な物事や場面についての論理的な思考，推論ができるようになります。「人が病気になるのは細菌のせいだ」と因果関係を捉えたり，「学校で調子が悪くなったら保健室へ行く」と判断したりすることができます。科学用語や医学用語の理解も広がり，たとえばインスリン注射のような処置の手順を理解し，指示に従うこともできます。

　ただし，抽象的に考える能力は十分でないため，実際に経験していない物事の説明を聞いて理解したり，自ら説明したりすることは難しいです。

④ 抽象的な形で論理的に考える

　12歳頃以降の時期で，形式的操作期と呼ばれます。具体的な物がない場合でも，推理することで論理的に考えることができるようになります。病気や健康についての複雑な説明を理解したり，自分の言葉で説明し直したり，医療措置の結果を予測したりできるようになります。さらに，自分の判断理由について明確な根拠を示すなどの思考も可能になります。

3）認知能力は青年期に開花する

　ピアジェの説明にもあるように，人の認知能力は徐々に高まっていきます。たとえば言葉の発達を見てみましょう。生後2〜10か月頃には「クー」「アウアウ」といった喃語を発する時期ですが，2歳頃から急速に語彙を増やし，3歳頃にはとりあえず日常生活を送れる程度には話ができるようになります。読み書き能力については，4歳頃から文字を覚え始め，小学校に入る頃にはかな文字を読み書きできるようになります。その後，小中学校の期間を通じて数量の変化を捉える力，抽象的な思考力が発達し，14〜15歳頃には完成するとされています。

　これらの能力に支えられ，青年期には認知能力が開花します。その結果，複雑な数式の計算をする，ある理論の正しさを検討する，人生の意味について哲学的に考えるなど，高度な知的作業ができるようになるのです。

4）成人期の認知能力

　「若い頃よりも記憶力が悪くなった」「計算のスピードが落ちた」などと話す高齢者は珍しくありません。実際，さまざまな知能テストの結果を見ると，新しい情報を獲得して処理していく流動性知能は40歳くらいから低下し始め，60歳頃を過ぎると急激に落ちていきます。

　他方で，歳をとってから仕事や趣味ですぐれた成果を出す人もいます。囲碁や将棋，チェスなどの大会で年長者が優勝する，若者に比べて年長の料理人がより速く正確に包丁を扱うことができる，高齢の画家が素晴らしい創造性を発揮するといった事例は数多く報告されています。これらの事例では，長年にわたって積み重ねられた経験が重要な意味をもっています。個人が長年にわたる経験から獲得した理解力，洞察力，創造性といった結晶性知能は，60歳頃まで上昇することがわかっています。

3 自己の発達を理解する

1）自分を意識する

　「あの人は自分よりも頭がいい」「自分は人見知りするほうだ」と考えるとき，私たちは「自分」と「他者」を区別しています。このような自分に関する意識を自己意識と呼びます。

　生まれたばかりの赤ちゃんは，「自分」と「他者」の区別をつけることはできません。自己意識は，積極的に周囲の環境とかかわっていく中で徐々に発達していきます。

2）自己意識の発達

　自己意識の発達について，歩行期，学童期，青年期の3つの段階に分けて考えてみましょう。

　まずは，歩行期（2〜4歳頃）に目を向けてみましょう。子どもは2〜3歳ぐらいになると，親の言うことに対して「いやだ」「だめ」と反抗するようになります。この行動は，自我の芽生えという観点から説明されます。つまり，自分と親とは別の存在であることを理解するようになり，自分で自分の行動を決めようとしているわけです。ただ，自分を表現することがまだうまくできていないため，拒否的な態度になってしまいます。否定や反抗は，やがて自己主張へと発達していきます。

　次に，学童期（5〜12歳頃）になると，学校へ通い始めることもあり，子どもの活動範囲は拡大していきます。より多くの人と行動をともにする中で，子どもは自分をコントロールすることを学んでいきます。

　それに対して，青年期（13〜22歳頃）に入る頃から次第に人の内面に目が向けられるようになります。その結果，自分はどのような性格なのか，自分とは何者なのかなどについて意識するようになっていきます。

3）アイデンティティの確立

　「自分とは何者なのか」という問いは，時期や程度の差はあるかもしれませんが，誰もがもちうるものです。この問いに対して，自分なりの答えをもつことを**アイデンティティ***の確立といいます。「自分は社交的で人とかかわるのが好きだ」「自分は医療福祉系の仕事をすることに生きがいを感じる」など，自分なりの答えは人によって多様です。

　心理学者のエリクソンは，アイデンティティの確立は青年期の課題であると指摘しています（エリクソン　2011）。確かに青年期は，どこの学校に進学するか，

どのような仕事につくか，友だちや異性とどのように付き合うかなどの課題にかかわる時期です。これらの課題に直面し，判断を経験する中で，次第にアイデンティティが形成されていきます。

4）自分の生き方を振り返る

　30代後半から50代にかけての成人中期は，人生の前半期から後半期への転換期です。そのため，心身ともにさまざまな変化を経験することになります。

　まず肉体的な変化として，運動能力の低下が始まります。この時期は，不適切な食事のあり方や運動不足，喫煙や過度の飲酒，休養不足など，不健康な生活習慣に陥りやすくなります。また，仕事に関してすぐれた成果を出し，それなりの社会的地位を得る人がいる一方，失敗や挫折を経験する人もいます。その結果，「自分のこれまでの人生は何だったのか」「本当の自分の生き方はどのようなものなのか」などと悩むことも珍しくありません。成人中期は，これまでの人生で身についた生き方や価値観，アイデンティティがゆらぐ時期と言えます。

　一方，このようなアイデンティティの危機は，これまでの自分の生き方を問い直すきっかけになります。「別の仕事にチャレンジしてみよう」「もっと積極的に人とかかわるようにしよう」「新しく外国語を学習してみよう」といった具合に自分の生き方を再検討し，新たに学習に取り組むこともできるのです。そのためにも，柔軟性をもって自分の生き方を調整し，他者の意見に耳を傾けることが重要です。

5）生きがいを見出す

　成人後期に入ると，若い頃と比べて心身が衰えていると強く感じるようになります。実際，老化を主な原因とする疾病にかかる人が増えてきます。身体機能の低下が活動低下をまねき，転倒しやすくなったり，寝たきりや認知症などをひきおこしたりします。

こうした心身の衰えに加え，成人後期は，定年退職や子どもの独立により人間関係の狭まる時期です。その後，新たに人間関係を広げようとしても簡単なことではありません。心身の衰えや人間関係の変化により，物事への興味や関心を失ってしまったり，あるいは「自分の人生は無意味だった」などと感じるようになってしまったら，暗く後ろ向きの老後を過ごすことになってしまいます。

そこで重要になるのが，自分の人生を振り返る**ライフレビュー***という活動です。自身の生い立ちや印象に強く残っていること，仕事や家族のことなどを振り返り，人生の中の「よかった」と思える面を見つけたり，「あの出来事はこのような意味があった」などと意味を見出すことができるようになります。ライフレビューに取り組む中で，「自分はこのことに関心をもっていたのか」「このスポーツを一度やってみたかった」など新たな興味や課題を発見することもあります。

4 対人関係の発達を理解する

1）関係性の中で生きる

人は，社会の中で他者とかかわりながら生活を送っています。自分の家族，幼稚園の友達グループ，小学校や中学校のクラスメイト，職場の同僚，そして近所の老人クラブに至るまで，私たちは生涯にわたって他者とかかわり続けます。その際，相手と適切な人間関係を結ぶことが課題になります。

生まれたばかりの赤ちゃんに他者と適切な人間関係を築く力はありません。集団生活に欠かせない能力や態度は，家族や友人など身近な人たちとかかわる中で少しずつ学習していきます。人が，ほかの人とのかかわりの中で，社会で生きていくための能力や態度を身につけていくことを**社会化***と呼びます。

2）他者とかかわる基礎を身につける

多くの子どもにとって，はじめて経験する人間関係は家庭です。なかでも身近な存在としての親のかかわり方は，子どもの対人関係の発達に大きな影響を与えます。

乳児期から歩行期にかけて，子どもは親の世話を受けながら人を信頼することを学びます。子どもにとって，親は最も信頼できる存在であり，姿が見えなくなると子どもは泣いたり騒いだりします。これを分離不安と呼びます。その一方，この時期の子どもは，早くも親に対して自己を主張し始めます。気に入らないことや自分の思い通りにならないことがあれば，かんしゃくを起こすことも珍しくありません。

歩行期の後半になると，子どもの関心はより広い世界へと向かい，積極的に家の外へ遊びに行ったり，家族以外の人たちとも接したりするようになります。と

りわけ，他者とのかかわり方を学習するのに重要なのが遊びです。おもちゃなどを使って1人遊びをしていた子どもは，やがて子ども同士で遊ぶようになっていきます。その中で，うれしい，悲しい，楽しいなどの他者の感情に共感する，自分の言いたいことを伝える，簡単な取り決めをして遊ぶ，思い通りにならなくても暴れないといった行動を身につけていきます。

3）集団生活に慣れる

　適切な人間関係を築くために欠かせない態度や能力は，学校での生活を通じてさらに発達します。集団生活を送る中で，規則を守ること，勤勉に物事に取り組むこと，他者との対立を調整する方法などを学んでいきます。さらに，結びつきの強い友人関係をつくることは，仲間同士で協力して物事に取り組むこと，互いに責任と義務を果たすことなどを学ぶ機会になります。

　やがて青年前期に入ると，子どもは心身ともに大きな変化を経験します。アイデンティティをめぐって不安定な気持ちになったり，自分のからだの変化や容貌に思い悩んだりします。特に青年期は，子どもの自立性が高まる時期です。両親や年長者に反発し，距離を置こうとする一方，身近な友人たちと親密にかかわるようになります。その中で，自立に欠かせない行動力や判断力を身につけ，互いに共感し，切磋琢磨できる関係を築くことができるようになります。

4）さまざまな場面に柔軟に対応する

　成人前期から中期にかけて，社会の中でさまざまな人間関係を築くことが求められます。中でも結婚や出産を通した新しい家族との関係は，多くの人にとって重要な意味をもちます。そこでは，緊密にコミュニケーションをとる，協力する，相手の言い分をしっかり聴く，お互いの要求を調整するなどの行為を通じて，適切な夫婦関係や親子関係を築くことが期待されます。また，仕事をめぐっても多様な人間関係が築かれます。自分の勤務する組織に目を向ければ，上司との関係，同僚との関係，部下との関係があります。

　このように，さまざまな人と適切に関係を築くことは簡単ではありません。たとえば，職場の人間関係や役割を別の生活場面にもち込んだ場合を考えてください。企業の社長や管理職が自分の家族にも命令するような態度を示したり，病院にかかっている学校の先生が生徒や児童に接する態度で看護師に接する場合があります。

　さらに，仕事や家庭生活で成功経験を積み，「うまくいった」という自信を深めるにつれて，他者の意見や行動を受け入れなくなっていく傾向も指摘されています。子育てに自信をもっている母親が病院や保健所のアドバイスを聞こうとしなかったり，会社の中堅社員が同僚や仲間からのアドバイスに一切耳を貸そうとし

なかったりする場合です。適切な人間関係を築くためにも，さまざまな意見を受け入れつつ，各場面に柔軟に対応することが求められます。

5) 関係を新たにつくり変える

　成人後期は，人間関係が狭まっていく時期です。他者とかかわらなくなっていくにつれて社会と接触する機会も減っていき，物事への興味・関心を失うことにもなりかねません。こうした傾向は，人生を仕事中心で考えてきた人ほど顕著に見られます。

　定年などによる引退によって仕事上の人間関係が著しく縮小するのは避けられません。そこで，仕事上のつきあいに代わる，新しい人間関係を築くことが重要になります。そのためのきっかけとして，地域の生涯学習センターやサークル活動，あるいはシニア・ボランティア活動などがあります。これらの活動に参加する中で，新たな人間関係を築くと同時に，自分が興味をもって取り組める趣味や諸活動を発見できるかもしれません。退職後の人間関係をつくり変えることは，生きがいをもった老後を過ごすことにつながります。

ワーク

- 人の発達に影響を与えるものはどのようなものでしょうか。あなた自身の経験をもとに説明してください。
- 8歳の子どもにインフルエンザの予防方法を指導する際にはどのような点に注意すべきでしょうか。
- 成人後期の患者さんに対して看護師はどのような対応をすべきでしょうか。

③ 章 学習の原理を理解する

学習はどのように行われているのでしょうか。学習について理解することは，自らが学ぶ上でも人に指導する上でも重要です。本章では 3 つのモデルを取り上げ，学習がどのように捉えられているかを理解します。

1 学習とその特徴を理解する

1）学習とは何か

　学習という言葉を聞いたことがない人はいないでしょう。では，「学習とは何か」と質問されたら，何と答えるでしょうか。「難しい用語の意味を覚えていること」「計算ができるようになること」と答える人もいるかもしれません。しかし，学習はそれだけにはとどまりません。

　学習は「経験や練習の結果として生じる行動や能力の永続的な変化」（鹿毛 2013）と説明されます。何か言葉を覚えているということだけでなく，複雑な技術を必要とする作業を行うことができたり，他者に対して協力的な態度をとれたりといった，行動や態度の変化も学習によるものです。

　学習の中には意図的に行われる**意図的学習**＊と，意図せずに行われる**偶発的学習**＊があります。意図的学習としては自分の意思で机に向かって行う試験勉強などがもっとも想像しやすいでしょう。一方，学習しようとする意図がなかったのに知識や能力を身につけていることがあります。毎日会う友人の顔と名前，趣味や家族構成などをいつの間にか覚えているといった学習が偶発的学習にあたります。このように，知らず知らずのうちに行われる学習も多くあるのです。

2) 3 つの学習モデル

　本章では 3 つの学習のモデルを紹介します。**知識獲得***，**経験学習***，**正統的周辺参加***です。これら 3 つにおける学習には，重なり合っている部分もあります。

　知識獲得は，学習と聞いてもっとも思いつきやすいものかもしれません。数学の公式を覚えたり，その公式を使って問題を解いたりできるようになる学習です。この学習モデルは人がどのように情報を**記憶***しているのか，人の頭の中に知識がどのように形成されているのか，どのようにすれば知識を活用することができるのかといったことを説明するモデルです。

　経験学習は，文字通り，学習者が自分の経験から今後に生かせる知見を得る学習です。一般に職場など学校の外では，経験から学ぶ比重が高いでしょう。経験学習を効果的に進めるにはただ経験をすればよいというわけではありません。経験からの学習には自分の経験を適切に振り返る必要があります。

　最後の正統的周辺参加は，ある共同体に参加することそのものを学習と捉えるモデルです。知識獲得と経験学習に比べると，明確な意図をもって学習をしているとは言いがたいかもしれません。しかし，人は学校や職場などの共同体に参加し，その中で活動することでさまざまな知識や能力を身につけています。それだけでなく，次第にその共同体の一員としての自覚をもつようになります。こうした変化を捉える学習モデルが正統的周辺参加です。

2　知識を獲得する

1) 記憶のメカニズムを理解する

　初めて見たり聞いたりした情報を知識として獲得することにおいて，記憶は重要な過程です。たとえば，試験前に必死で英単語や年表を記憶しようとしたことを思い出してみてください。このとき記憶はどういった過程で行われるでしょうか。

　記憶には記銘，保持，想起の 3 つの過程があります。記銘は目や耳を通じて入ってきた外部からの刺激を意味のある情報として一時的に覚えている状態です。さらにその情報を蓄積することを保持といいます。この保持した情報を思い出したり，行動で再現したりすることを想起といいます。

　記憶の過程で情報が失われてしまうことを忘却といいます。記銘が保持に至らなかった，保持していた情報が失われ想起できなかったといった状態です。忘却は自然に起こる現象です。たとえば**図 1** は無意味な文字列をどの程度記憶できるかを実験した結果です。1 時間後で 44%，24 時間後には 34% しか覚えていないという結果になっています。試験前に一夜漬けで覚えたことをすぐに忘れてしまうなど，似た経験をした人もいるのではないでしょうか。

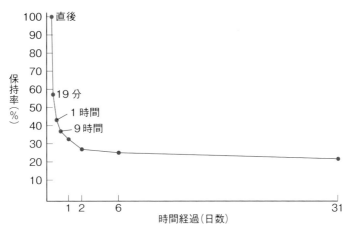

図1　エビングハウスの忘却曲線
（Ebbinghaus 1913）

2）記憶を長期化する

　人の記憶の多くは一時的なものにとどまり，すぐに忘却されてしまうことがほとんどです。そこで学習のためには記憶を短期的なものから長期的なものにする働きかけが必要になります。記憶を長期化するための働きかけのことを**リハーサル***といいます。リハーサルには，維持リハーサルと精緻化リハーサルの2種類があります。

　維持リハーサルは，見たり聞いたり書いたりすることによって情報の入力を繰り返すことです。難しい漢字を何度も書く，英単語を何度も聞くことなどが維持リハーサルです。一方，精緻化リハーサルは記憶したい情報を意味づけしたり構造化したりして，自分がすでにもっている情報と結びつけることです。電話番号などの数字の列で語呂合わせを行うのはその一例になります。無意味に見える情報を，自分が想起しやすい文章やイメージとして記憶することができるからです。これらのリハーサルを意識的に行っていくことで記憶の長期化が図れるのです。

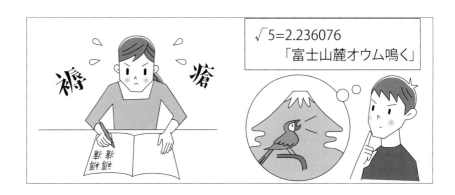

3）知識の理解を促す

　知識獲得には記憶だけでなく，理解するという過程も必要です。理解のためには頭の中の知識を整理し，複数の知識の間をつなぐ作業が必要です。教員の話を聞いたり，テレビを見ていたりして新しい情報に出くわしたとしましょう。その新しい情報に関連する既有知識や経験をしたことがないかを考え，知識と知識を結びつけることで理解は促されます。

　理解には学習者が書いたり話したりする活動を取り入れることが大切です。新しい情報についてただ聞いたり見たりするのではなく，学習者が自分でノートにまとめ直したり，他者にその内容を説明します。これらの活動を通して，学習者自身が知識の整理や結びつけを自分で進めていくことが期待できるからです。

4）知識を活用する

　獲得した知識は状況に応じて活用することが必要です。今学習している膨大な知識は，国家試験に合格し看護師になったら忘れてよいといったものではなく，看護現場において使うことが期待されます。獲得した知識を異なる状況で活用することを転移といいます。

　転移には段階があります。まず同じような状況で起こる転移があります。たとえば算数で，「縦×横」という公式を使って，さまざまな大きさの四角形の面積が求められるというものです。一方で，まったく異なる状況で起こる転移もあります。理科の授業で学んだ，てこの原理を踏まえて固い蓋を開けたり，患者さんの身体を持ち上げたりするのが，この転移の例です。

　転移を促すには，知識の活用の可能性を学習者が積極的に探ることが重要です。たとえば「○○な状況ならこうなるのではないだろうか」と仮説を立てる，獲得した知識について抽象化や一般化を試みることなどです。「この知識は他に生かせないだろうか」と日常的に可能性を探る学習者の態度が転移を促すのです。

3　経験から学習する

1）経験学習とは何か

　日々何かを行ったり，その中で何かを感じたりする経験からも学習が行われます。経験とそれに対する振り返りによって行われる学習を経験学習といいます。振り返りは**リフレクション***とも呼ばれます。

　経験学習は，具体的な経験をもとに学習をするため，学習者がおかれている状況で求められている実践的能力を獲得することができます。仕事を行うにあたって，新人から熟達者にいたる過程において経験学習は大切な学習になります。看

護師としてそれぞれの状況にふさわしい看護を実践するためにも，経験学習は必要であるといえます。

　経験からでないと十分に学習できないものもあります。特に他者に対する振る舞いや態度をより適切なものにしていくためには，経験学習が不可欠です。看護の現場においては患者さんとの関わり方について経験から学ぶことは小さくありません。患者さんへの接し方は，自分の日々の成功経験，失敗経験から学習していくものなのです。

2）持論を形成し学びほぐす

　経験学習は経験から**持論***を形成していく過程でもあります。持論とは自分の行動を方向づける大きな指針や理念のようなものです。持論はさまざまな経験を通じて形成されています。なかには無意識のうちに形成されている持論もあります。皆さんにもこれまでの経験から形成された持論があるはずです。

　このように経験をもとに形成された持論は，時に修正したり，あえて捨て去ったりする必要があります。これを**学びほぐし***といいます。ある時期にうまくいったことであっても，状況次第ではうまくいかないということもしばしばあるからです。学びほぐしをするためには，自分とは異なる価値観をもつ人との対話や自身を客観視することを通して，自分自身の持論を批判的に見直すことが重要です。

3）経験学習の4つの段階

　経験学習は**図2**のような4つの段階からなる基本モデルがあります（Kolb 1984）。これによると経験を振り返るところから経験学習は始まります。うまくいったことやうまくいかなかったことなど詳細な状況を思い出します。そしてなぜそのような状況になったのかを考えながら，経験の概念化を行います。この概念化を通じて，「次にどうするか」といった持論を導きます。そしてその持論を新たな状況に適用して実験するというプロセスを経ることで，その経験がまた新たな学習の資源になっていくのです。

4）学習を促す経験とは

　どのような経験をしたのかは経験学習にとって重要な要素です。経験学習を行うためには学習を促す経験を積極的に行っていくことが重要になります。たとえば学習者が自分には難しいと思われること，これまで経験したことのない経験は，経験学習の機会としてとても大きな意味をもっています。これに関連して，日常的に学習者が意見や考えの異なる他者とかかわることも有効です。衝突や和

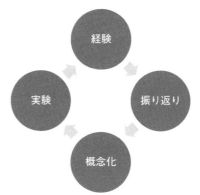

図2　コルブの経験学習モデル
〔Kolb, David A. (1984) : Experiential Learning — Experience as the Source of Learning and Development, p21, Prentice Hall より〕

解など，他者とのかかわりはそれ自体が学習者にとって学習に結びつく経験になるからです。

4　参加を通じて学習する

1）正統的周辺参加とは何か

　ある集団に所属し，活動していくことそのものが学習であるという考え方があります。このような考え方を正統的周辺参加といいます。これは伝統的な職人が一人前になっていく過程の研究から提唱された考え方です（レイヴ，ウェンガー1993）。ある共同体の一員として迎えられたメンバーは，先輩の活動の見学や簡単な作業の手伝いのような取り組みやすい活動にかかわります。そして少しずつその集団にとって重要な活動を担う中心的なメンバーになっていくのです。そして中心的なメンバーとなってからは，新たに迎えたメンバーと活動をともにすることで，彼らが共同体の一員となるための参加を促します。

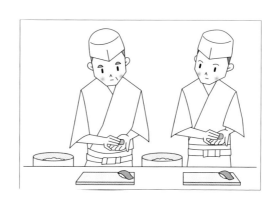

　正統的周辺参加において，新しいメンバーはその共同体の活動に必要な知識や能力を習得するのと同時に，共同体が大事にしている価値観や共同体の一員であるという自覚をもつようになっていくと考えられています。

2）学習と活動は区切られない

　正統的周辺参加において学習は，共同体の活動と明確に分けられるものではありません。確かに，中心的なメンバーが新しいメンバーに必要な知識や能力を指導するといったような明確な指導が行われていることもあります。しかしそれ以外でも，メンバーによって行われるあらゆる活動の中で，気づかないうちに進められる学習もあります。

　部活動の例で考えてみましょう。先輩が後輩に基本的な技術を指導することによって後輩の学習は進みます。これに加えて，先輩の練習方法の見学，準備や後片付けといった指導以外の活動や，先輩との雑談といった部活動の中での日常的な交流を通しても学習が行われています。先輩が教育的な意図なく発した言葉から，後輩が新たな知識や気づきを得るということが日常的に行われているのです。このように正統的周辺参加では，その共同体における活動と学習は明確に区切られるものではありません。

3）共同体の一員になる

　正統的周辺参加における学習は，共同体の一員としての自覚をもつようになる過程ともいえます。新しいメンバーは，その共同体に独特の文化を自分のものにしていき，その中で自然に振る舞えるようになっていくのです。部活動に入部したての頃，先輩たちの使っている言葉の意味がわからないという経験をしたことはありませんか。それらの言葉の中にはその部活でしか通じないものもあったかもしれません。しかし，部活動への参加を続けていくうちに，それらの言葉を自らも当たり前のように使っているということもあるでしょう。正統的周辺参加は，知識や能力の習得とともに，人が共同体の一員になる過程も学習と捉えている点に特徴があります。

4）参加による学習を促す要因とは

　中心的な役割を担うメンバーは参加による学習をどのように促せるでしょうか。参加による学習においては，指導にあたる人が何らかの知識や能力を新しいメンバーに教えること以外にも様々な場面が学習につながります。新しいメンバーと活動するあらゆる場面における学習を促す要因をみていきましょう。

　まず周辺的な活動から中心的な活動への移行が，新しいメンバーにとって無理

のない程度に段階的であることです。急に中心的なメンバーの活動を担わせたり，ずっと周辺的な活動に終始させたりするのは学習を阻害してしまいます。また，新しいメンバーと中心的なメンバーが日常的に交流する場があることも重要な要因です。非公式な雑談などの私的なコミュニケーションによってその共同体の文化を新しいメンバーが知っていくことが重視されています。またすべてのメンバーが互いに共同体の正統的なメンバーであると認識し合っている状況も大切な要因です。この認識があることで中心的なメンバーが新しいメンバーの参加を支援することが可能になるからです。

ワーク

- 長期的な記憶を促すためにできる工夫をあげてみましょう。
- これまでに自分がいちばん成長できたと考える具体的な経験を取り上げ，その経験の前後での自分の変化を挙げてみましょう。
- 部活動や委員会などに新しく参加したメンバーに正統的周辺参加を促すためにできる工夫にはどのようなものがあるでしょうか。

第2部

指導の基本

指導者の役割と倫理を理解する

4章

指導者の役割は，単に相手に指示を与えたり，知識を伝達するだけではありません。学習者の考えを引き出したり，ロールモデルになったりすることで学習を促進することも大切な役割です。本章では，指導者に求められる役割と倫理を理解します。

1 指導者にはさまざまな役割がある

1）看護師には指導者の役割がある

これまで学校の先生，塾の講師，スポーツクラブのインストラクター，アルバイト先の先輩などさまざま人から教わる機会があったことでしょう。このように目的をもって他者に教育を行う人を，指導者と呼びます。

看護師には，患者さんに対して病気の特徴を説明したり，薬の飲み方を教えたりする場面などで，指導者としての役割が求められます。また，看護師は，患者さんやその家族に対してだけでなく，後輩看護師や実習生に対しても教育や指導を行います。

2）知識の提供だけではない

指導者の役割と聞いて多くの人が思い浮かべるのが，学習者に新しい知識を伝達したり説明することでしょう。確かに，新しい知識を伝えることは指導者の仕事ですが，それは指導者が果たす役割の一部でしかありません。指導者には，新しい知識を伝える以外にも多くの役割があります。

指導者の役割として計画者，教材開発者，評価者，情報提供者，ファシリテーター，**ロールモデル***の6つがあげられます（Harden and Crosby 2000）。計画者，教材開発者，評価者は，指導の設計や評価など実際の指導の前や後に担う役

割と言えます。情報提供者，ファシリテーター，ロールモデルは，学習者を前に実際に指導する中での役割です。

　指導者としての6つの役割について考えていきましょう。これらの6つの役割が常にすべて重要というわけではありません。指導者の立場や指導する場面によって，必要とされる役割は異なります。

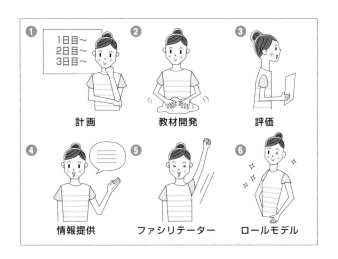

2　指導者の6つの役割

1）計画者としての役割

　学習者が学習しやすい指導計画を作成するのが計画者としての役割です。計画がなければ，指導者が思いついたことを教える場当たり的な指導となってしまいます。また，指導者が複数の場合，個々の指導者が考えていることによって学習目標や内容に一貫性がなくなり，学習者が効果的に学習することができません。

　計画を立てる上で，指導者は学習者のニーズと特性を分析し，学習者が到達すべき具体的な学習目標を設定します。また，設定した目標に対応した評価方法，学習内容，学習方法を選択します。計画において重要なのは，学習者が何を身につけるのか，学習者がどのような学習をするのか，学習者が効果的に学習するためにはどのようにしたらよいのかを学習者中心で考えることです。

　もちろん計画はあくまで事前の設計図です。学習者が理解していないにもかかわらず，計画にそって次の学習内容を進めていくのは，よい指導とは言えません。学習の進捗状況にあわせて計画を変更していく柔軟性も求められます。

2）教材開発者としての役割

　教材とは，内容を学習するための題材を指します。教科書やパンフレットなどの言語による教材，映画やTV番組などの映像による教材，模型や人形などの実物による教材に分類することができます（日本教材学会編　2013）。また指導場面以外にも，学習者が自己学習をするための教材もあります。指導者は，学習者が円滑に内容を学習できるように適切な教材を準備する必要があります。

　教材は必ずしも新しく自分で作成する必要はありません。病院内には，これまで患者さんを指導するときに使ってきた既存の教材が多くあります。それを対象となる患者さんに合わせて活用することができます。たとえば，生活習慣病について説明するパンフレットがあるとします。患者さんが高齢で小さい文字を読むことが難しいようであれば，拡大コピーをして文字を大きくしたり，絵や図を用いて視覚的に理解できるように工夫します。

　既存の教材に適切なものがない場合には，新しく教材を作成しますが，どのような学習者が，どのような使い方をするのかを想定する必要があります。内容が学習者のレベルにあった内容であるだけでなく，言葉遣いや図表，イラストなどを工夫することも教材の作成には大切になってきます。

3）評価者としての役割

　評価者としては次の2つのことを行います。1つ目は，学習者の学習成果の評価です。指導計画において設定した学習目標に，患者さんが到達できたかどうかを評価します。評価者は，学習目標に対する到達度を測定できる適切な方法で評価する必要があります。学習成果を評価することで，患者さんが今後どのような学習をしていけばよいのかという学習の改善点を示します。

　2つ目は，自分の指導を評価することです。患者さんの学習成果を評価することで，自分の指導の改善点を把握することができます。設定した学習目標に患者さんが到達できないのは，多くの場合において指導者の指導方法に原因があります。患者さんの学習が十分でなかった内容の指導方法を振り返り，今後の指導に活かしていきます。

4）情報提供者としての役割

　専門的な知識や能力をわかりやすい形で学習者に伝えるのが，情報提供者としての役割です。指導する内容について専門的な知識や能力をもっているからこそ求められる役割です。

　専門家は，ついつい自分の専門分野でしか使われていない言葉を使用しがちです。同じ専門分野をもつ人にならばそれでよいでしょう。しかし，多くの場合，

学習者はその専門分野についての知識をもっておらず，その言葉を理解することができません。指導する場合には，その専門用語を，学習者に理解できるように伝える必要があります。患者さんに対して，看護師同士のやり取りのように専門的な医療用語を使って説明するのではなく，患者さんが理解できる言葉で説明する必要があります。

　専門的な知識や能力は，時代とともに変化します。そのため，専門家は自分のもつ知識や能力が時代遅れなものにならないように，常に専門分野に関する知識や能力を学習する姿勢をもつ必要があります。

5) ファシリテーターとしての役割

　学習者の学びを支援するファシリテーターとしての役割も指導者には求められます。学習者の意見を引き出し，整理し，ともに考えることで学習を支援します。

　臨床現場では相手の意見や考えが見えにくくなる状況が多々生じます。たとえば家族の希望や意向を重視するあまり，患者さんが自分の気持ちを言えなくなることがあります。あるいは，自分の置かれた状況が受け入れられない，混乱や動揺のために自分の考えをうまく表現できない，疾病の症状や苦痛のために自分の考えや気持ちを表現できないなどという患者さんも多くいます。患者さんやその家族に指導を行う場合，相手が語らないから何も意見をもっていないということはありえないと考えておくべきでしょう。

　ファシリテーターは，うまく言葉にできない意見を無理なく引き出す役割を担います。そのためには相手の置かれた状況について共感をもって理解する姿勢が必要です。そこでファシリテーターに最も求められるのが**傾聴***です。患者さんが言っていること，言おうとしていることを，しっかりと聴くことです。患者さんが何か言っている途中で自分自身が発言して遮ってしまっては，患者さんの意見を十分に引き出すことはできません。また，患者さんが上手に説明できないときには，それを整理して提示することが必要です。

6) ロールモデルとしての役割

　学習者は，指導者の行動や考え方を観察し，模倣することでも学習します。そのため，指導者には学習者の模範となるロールモデルとしての役割もあります。

　ロールモデルとしての役割は，看護師として看護学生や後輩看護師を指導する場合に特に重要になります。看護学生や後輩看護師は，患者さんと接している指導者の態度や行動を目の前にすることで，看護実践のあり方を理解していきます。後輩看護師に看護師としての態度や行動の学習を促したいのであれば，指導者がそれを示せばよいのです。視線やうなずき，あいづち，仕草，患者さんとの

スキンシップなどを観察することで，看護師に求められる態度や行動を理解することができます。指導者が意識していないところでも，学習者は指導者の行動を観察しています。指導する立場にある人は，自分の行動が学習者に影響を与えることを常に理解しておきましょう。

3 指導者としての倫理

指導者にはすべき行動とすべきでない行動があります。そのような行動の規範となる原理を倫理と呼びます。ここでは，指導者として注意すべき倫理的な課題を紹介します（中井，森編 2020）。

1）自分の指導に批判的になる

人は，これまで自分が受けてきた教育経験をもとに，自分なりの**教育観***をもっています。「厳しく指導したほうが学習者は伸びる」「伸び伸び育てたほうがよい」などです。指導者は自分の教育観を正しいものと考えているため，自分の教育観にもとづいた指導を行いがちです。しかし，自分とは異なる考えや特徴をもっている学習者にとって，必ずしもそれが適切な指導であるのかは疑わしいものです。指導者は，自分の指導の特徴を理解し，常に批判的な姿勢をもつことが大切です。

2）学習者の能力を信じる

指導者は，理解が遅い学習者に対して，能力が低いとみなしてしまうことがあります。しかし，このような見方は指導者として望ましくないものです。なぜなら，能力が低いと考えてしまうと，学習者への期待が下がり，学習者に対する働きかけが減ってしまうからです。

教育学では，教師の学習者への期待が，学習者の成績に影響することが実験により明らかにされています。教師が学習者に「期待できる」と考えれば，学習の効果は上がります。これを**ピグマリオン効果***と言います。反対に，「期待できない」と考えれば，学習の効果は下がってしまいます。この負の効果を**ゴーレム効果***と言います。

ピグマリオン効果

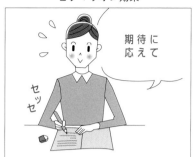

期待に
応えて

セッセ

ゴーレム効果

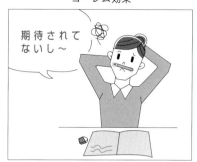

期待されて
ないし～

3) 学習者の人格を尊重する

　指導においては学習者の人格が尊重されなければなりません。ハラスメントといわれるような，身体的，精神的な苦痛を与えるのは許されることではありません。また，学習者の価値観を尊重することも必要です。指導者の価値観を一方的に押しつけたり，学習者をある鋳型にはめ込もうとしたりすることは，教育の目的と照らし合わせて問題があります。たとえ学習者の価値観が指導者と異なっているとしても，それを尊重した上で指導を進めていくことが前提となります。

4) 学習者の個別性を尊重する

　学習者にはそれぞれの個別性があることも忘れてはなりません。たとえば，すべての人が両親に育てられているという前提や，新人看護師は20代の若者しかいないという前提で話をしてしまうと，そこに当てはまらない学習者は排除されたと感じてしまうでしょう。

　また，人による学習の進むペースは異なります。人より多くの時間を要する学習者は，指導者にとって気になる存在ですが，単に能力が低いとみなすのではなく，より多くの学習時間が必要ととらえて学習時間を確保するという視点が重要です。

5) 評価者としての力を自覚する

　指導者が忘れてはいけないのは，評価をする者としてもつ力です(中井 2010)。指導者と学習者の間には，評価する者とされる者との間の力関係があり，指導者は学習者に対して何かをさせたりさせなかったりする力をもっています。後輩看護師の指導の場合では，評価が相手の地位や待遇を決める場合もあります。指導者は，評価という行為が，指導者と学習者の関係に影響することに配慮しながら指導を行う必要があります。

　指導者のもつ評価者としての力は，学習者の成長を推進するために活用できます。一方で，指導者と学習者の間に溝をつくる可能性ももっています。指導の中で評価を過度に強調すると，指導者と学習者の間の溝を深め，学習者の学習に悪影響を与えてしまうので注意しましょう。

ワーク

- あなたがこれまでに出会った指導者を 1 人選び，本書で説明した 6 つの役割からどのような特徴があったのか分析してみましょう。
- 指導者としてすべきこと，すべきでないことを具体的に挙げてみましょう。
- あなた自身は看護の現場においてどのような指導者を目指したいのでしょうか。そして，そのために身につけなければならない能力とはどのようなものでしょうか。

5章 指導を設計する

指導がうまくいかない理由の1つは，指導が十分に設計されていないことにあります。学習者が効果的に学習を進めるためには，指導の過程を丁寧に設計する必要があります。本章では，学習目標を適切に設定し，適切な指導方法を選択する方法を習得します。

1 指導の設計を始める

1）事前の設計が重要である

　指導は行き当たりばったりで進められるものではありません。「整理されていないため話が長くなった」「重要なことを伝えるのを忘れてしまった」「自分の得意分野なので細かい内容を伝えすぎた」「指導していた内容をすでに学習者は身につけていた」といった失敗は，指導の設計に問題があったから起きたと言えるでしょう。とりわけ，難しい知識や能力を学習者に習得させようとしたら，事前にしっかりと設計することが重要です。

　指導を行うための第一歩は，事前にしっかりと設計することです。この設計の出来が指導の成否を決定すると言っても過言ではありません。指導の設計が充実していれば，学習者の学習を効果的に支援できるだけでなく，指導者自身が安心して指導を進めることができます。

　もちろん指導を設計しても実際には計画通りに進まないことがあります。指導を進めていると，予想以上に速く進んだり，逆につまずいたりすることがあるでしょう。事前に丁寧に指導を設計していると，何を変更したらよいのかが明確になり，状況に柔軟に対応することができます。

2) 設計において考えるべきこと

　指導の設計において特に考えておくべき問いがあります（Mager 1997）。それは，下記の3つの問いです。

・指導を通して学習者が到達すべき目標は何か
・学習者がどのように目標に到達するのか
・目標に学習者が到達したかどうかをどのように確認するのか

　短い言葉に置き換えると，目標，方法，評価に対応します。設計ではこの3つが相互に整合的であることが重要です。目標ではある方向を示しているのに，方法や評価が目標と異なった方向で行われては，指導がうまく設計されているとは言えません。目標に沿って方法や評価が定められることが大事です。そのためには，この3つの問いを指導の前に考えておくとよいでしょう。

2 学習目標を設定する

1) 適切な学習目標を検討する

　設計においてまず始めるべきことは，適切な学習目標を検討することです。具体的には，学習が終わった後に，学習者がどのように変化しているかを明確にする作業です。適切な学習目標を考えるためには，いくつかの観点を考慮して検討することが求められます。以下では考慮に入れるべき4つの観点を紹介します。

① 学習者の観点
　学習者が指導を受けるにあたって，どの程度の予備知識と能力，関心をもっているかを把握する必要があります。学習に対する態度にも留意しておくのがよいでしょう。学習者の準備状況は一般に**レディネス**＊といいます。

② 看護の観点
　看護の現場における指導である以上，看護として適切かどうかは軽視できない観点です。患者さん本人，後輩看護師いずれの学習も，患者さんの健康回復を目指して行われるべきものです。そこで看護の観点から必要となる目標を定めます。

③ 組織の観点
　指導は個人的に行われるものではなく，病院という組織の中で行われるものです。したがって組織の観点は無視できません。患者さんへの対応や看護師育成に

ついての病院全体の方針や規則にそった目標にするようにしましょう。

④ 物理的制約条件の観点

どのような場所で指導をするのか，どのような教材や情報機器が使用できるのか，協力者によるサポートが得られるのか，学習者は何人なのかといった条件です。このような物理的制約条件の中で実現可能な学習を考える必要があります。

2）学習目標の領域を理解する

学習目標を立てる上で考えたいのは，どのような領域の目標を立てるかということです。学習を通じて獲得できる能力は，一般に知識，技能，態度の3つの領域に分類することができます。

知識の領域に属するのは，**記憶***や理解に関する能力です。認知領域とも言われます。言葉を覚えること，疾患に対する治療法を理解することがこの領域にあたります。

技能の領域には，手技や運動にかかわる能力が含まれます。精神運動領域とも言われます。採血の技術や発表の技術などを身につけることがこの領域の例になります。

態度は，興味，関心，価値観にかかわる能力で，情意領域とも言われます。知りたいという好奇心，業務への積極性，生活改善への意思をもつことがこの領域にあてはまります。

学習目標を立てるには，知識，技能，態度のいずれの領域にあたる目標なのかを検討するようにしましょう。それによって適切な指導や評価の方法を定めることができるでしょう。

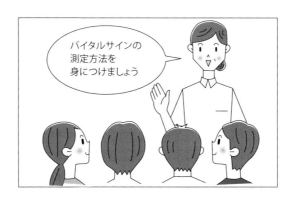

3）学習目標を明確にする

学習目標を十分に検討したら，次にそれを具体的に書いてみましょう。その際，気をつけなければならないのは，学習目標をあいまいに書かないことです。

あいまいな学習目標であれば，教える内容がぶれたり不適切な内容が入りこんだりするかもしれません。学習者にとっても，何を学んだらよいのかわからず学習意欲を低下させることにつながるかもしれません。

学習目標を書くには，以下の3つのポイントがあります。

① 学習者を主語にする

患者さんを指導する際に，「正しい服薬の方法を伝える」という目標を立てたら，それは指導者の目標です。指導者を主語にした目標では，学習者が何を身につけることを目指すのかはっきりしません。「学習者が薬の作用，副作用，服薬方法について説明できる」といったように学習者を主語にして学習目標を書きましょう。

② 習得を目指す能力を具体的に示す

「感染予防の生活上の留意点を学ぶ」といった目標は，学習者が達成できたか判断するのが難しいものです。そこで，「感染のリスクを説明できる」「感染予防の生活上の注意点を述べることができる」「石けんや手指消毒剤を用いた手洗いができる」など，「～できる」と改めると学習者の行動として能力の習得が見えやすくなります。

このように，学習者の目標を観察可能な行動の形で表現したものを**行動目標***と呼びます。行動目標を適切に用いることができれば，指導者にとっても学習者にとっても，学習の成果を確認しやすくなります。ただし，人間の内面や精神面にかかわる目標については，行動目標と異なる形で表記するほうが適切なケースもあり得ます。

③ 条件や基準を設定する

目標を明確にするために，条件や基準を設定してみましょう。たとえば，「退院後の日常生活における自己管理の方法について，患者さんと家族が正しく実施できるように説明することができる」という目標は，「患者さんと家族が正しく実施できる」という基準が設定されていることから，イメージしやすいものであると言えます。

4）RUMBAで学習目標をチェック

学習目標が適切かどうかを確認するときに役立つのが，RUMBA*（ルンバ）というチェック項目です。自らの立てた学習目標について，以下の5つの観点でチェックしてみましょう。

□　現実的（Real）：目標を達成することが学習者のニーズと対応しているか

- [ ] 理解可能（Understandable）：目標が誰にでも伝わるようわかりやすく書かれているか
- [ ] 測定可能（Measurable）：目標に明確な評価基準があり，観察可能か
- [ ] 行動的表現（Behavioral）：学習者の行動を表す行動目標で書かれているか
- [ ] 達成可能（Achievable）：学習者が達成可能なものか

3 適切な指導方法を選択する

　学習目標によって適切な指導方法は異なります。ここでは，知識を習得する，技能を習得する，態度を習得するという3つの領域に分けて，学習目標に合った指導方法を紹介します。

1）知識の習得を促す

　患者さんを指導する際には，患者さんに理解してもらわなければならない用語が多くあります。病名，薬の名前，リハビリ器具の名称などです。それらの用語が載っているリストを渡して，「用語の解説はこちらを参照してください」と単に伝えただけでは，患者さんがそれらを理解するのは困難です。患者さんが理解しやすいように教え方を工夫する必要があります。知識の習得を促すためのポイントには，次の3つがあります。

① 既有知識を活用する

　学習者がすでに身につけている知識との相違点や共通点を強調し，学習者にとって意味ある形で言葉を学習できるようにします。たとえば，痛風で関節痛が出現している患者さんの食事改善指導を行うような場合，まずは患者さんが知っている知識を確認します。患者さんが自分は尿酸値が高いということを自覚しており，お酒がよくないことは知っていることがわかりました。そこで，アルコールは体内での尿酸産生を高めること，アルコールとともに摂取する食事のプリン体がより症状を悪化させることを補足説明します。このように既有の知識を結びつける手助けをすることで，実用的な知識の習得につながるのです。

② 大枠を示す

　新しい情報を提示する前に，全体の大枠を示します。たとえば，これまで高血圧で服薬治療を受けてきた患者さんに，新たに高血圧の合併症予防のための生活指導を行う場合などは，高血圧が血管に与える悪影響という大枠を示してから，うっ血性心不全や脳血管障害，高血圧性腎症などの具体的な症状を示すことで，学習者は高血圧とさまざまな合併症の関連を理解しやすくなります。このように新しい情報の大枠を伝えることで，学習者は新しい情報を頭の中に整理して位置づけることができます。

③ 知識を活用する機会を与える

　習得した知識を活用する機会を与えます。学習者が知識を活用する機会を設けることで，頭の中に知識を定着させ，知識を活用する能力を高めることができます。知識を活用する機会は，簡単なものから難しいものへと段階的に取り組ませると効果的です。

2）技能の習得を促す

　看護技術をはじめとした技能は，学習者自身が自分で実践することで身につけることができます。このとき指導者は，技能の習得に3つの段階があることを知っておくとよいでしょう。それは，認知的段階，体制化の段階，自動化の段階です。認知的段階は，頭の中で手順や注意点を確認しながら，正しい動作を理解している段階です。体制化の段階は，理解した正しい動作を，一連の動きとして実践できる段階です。自動化の段階は，意識せずに一連の動作ができる段階です。技能の指導においては学習者がどの段階にあるのかを見極めましょう。そして，以下のような点を指導に組み込めるとよいでしょう。

① 正しい動作を理解させる

　新しい技能を学習する場合，まず一連の正しい動きや注意点を頭の中で理解することから始まります。正しい動作を覚えるためには，説明による言語情報と実演や映像による視覚情報を適切に組み合わせることが重要です。

② 複雑な技能を分けて教える

　複雑な身体の動かし方を教える場合には，動作を小さなステップに分けて教えます。これをスモールステップの原理と言います。それぞれの動作ができるようになったら，それを一連の動作として教えます。

③ 繰り返し練習させる

　一連の動作ができるようになったら，動作を繰り返し行う練習を行います。それぞれの動作を頭の中で意識することなくスムーズにできるようにします。

④ フィードバックを与える

　技能を身につける練習の中で，指導者はその都度できているところとできていないところをしっかりとフィードバック*する必要があります。フィードバックとは，学習者の行動を観察して評価結果を返すものです。フィードバックはすぐにその場で行うことが望ましいでしょう。

⑤ 補助を少なくしていく

　1人でできない動作の場合は，まずは補助を与えながら練習させます。補助は，人の場合もあれば，器具の場合もあります。そして習得状況に応じて，補助を少なくしていき，最終的に動作を1人でできるようにします。

認知的段階	体制化の段階	自動化の段階

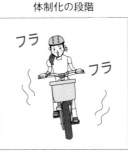 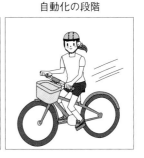

3) 態度の習得を促す

　態度の指導は知識や技能の指導よりも難しいと言われています。なぜなら学習者が納得して自分の価値観と統合することが求められるからです。

　指導者は態度の学習に3つの段階があることを知っておくとよいでしょう。それは，受け入れの段階，反応の段階，内面化の段階です。受け入れの段階は，ある価値に気づいてその重要性を理解している段階です。反応の段階は，ある価値にそって意識的に行動を選択する段階です。内面化の段階は，ある価値にもとづいた行動が習慣となり，その行動を自然にとれる段階です。態度の指導においては学習者がどの段階にあるのかを把握しましょう。そして，以下のような工夫を組み込めるとよいでしょう。

① 対話を通して気づかせる

　なぜその態度が重要であるのかといった根拠を示しながら，望ましい態度にもとづく行動を学習者に伝えます。一方的な説明だけでは，学習者の態度の変容を促すことは難しいかもしれません。学習者自身が価値の重要性に気づくように，問いかけて意見を聴きながら対話を進めていくことが必要です。

② モデルとなる人を観察させる

　教えたい態度を身につけている人を観察させる方法は**モデリング***と呼ばれます。その人の姿や行動をモデルとして見せます。行動を観察させる際，「なぜそのような行動をとっているのでしょうか」などの問いかけを通して，行動の背景にある理由を学習者が考えられるように支援します。そうすることで，望ましい行動の理解だけでなく価値への気づきを促すことができます。

③ 体験から学ばせる

体験を通して学習させる方法として，**ロールプレイ***があります。ある特定の場面を想定し，自分とは異なる人物を演じることで，その場面での適切な態度と行動を学習します。ロールプレイを通して，異なる立場の人の考え方や気持ちを理解することもできます。看護教育の場面では，看護師役と患者さん役になって学習する場合があります。

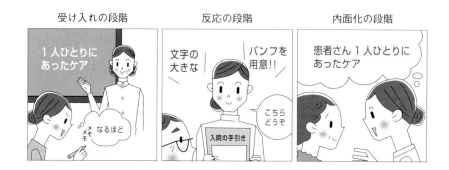

| 受け入れの段階 | 反応の段階 | 内面化の段階 |

4　アクティブラーニングを取り入れる

1）学習者を受け身にしない

一方的に指導者が説明をするだけでは，学習者の理解を促すことは難しいでしょう。理解を促すためには，学習者が獲得した知識を自分で使ってみたり，獲得した知識に関連する事例を自分で見つけたりする過程が求められます。そのため，学習者を受け身にしない学習方法を取り入れるようにしましょう。

たとえば，指導者が説明した内容について学習者にも説明してもらったり，該当する事例をあげてもらったりすることができるでしょう。ほかにも学習者同士で議論して，わかったことやまだ理解が及ばないことなどを整理する機会をもつこともできます。これらの工夫を行うことで，学習者の理解を促すことができる上，指導者が自分の指導が適切だったかどうかを確認することもできます。

このように学習者が話したり実践したりする指導の方法は，**アクティブラーニング***と呼ばれ，学校教育においても重視されています（中井編 2015）。

2）発問で思考を促す

学習者を受け身にしないために用いる基本的な方法は**発問***です。発問とは，指導者が学習者の思考を促すために行う問いかけです。説明の中に発問を取り入れることで学習意欲を高めることや，考えるポイントを絞ったり広げたりすることができます。どの程度学習者が理解できているかを把握するのにも有効です。

発問を効果的に活用するためには，発問のあとに考える時間を与えるとよいでしょう。たとえば，「この薬にはどのような副作用がありましたか」といった発問の直後に指導者が答えを説明しては学習者の考える機会を失ってしまうからです。

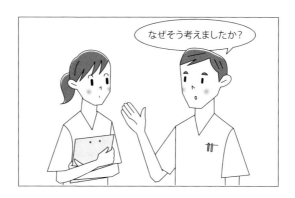

3) 考えを表現する機会をつくる

発問によって思考を促したら，考えたことを表現する機会をつくるとよいでしょう。自分の意見や疑問点を言葉にして指導者に伝えることは，学習を促すことにつながります。個別での指導であれば指導者に口頭で伝えることが多いでしょう。他方，多人数に対する指導の場面では，学習者同士で議論をしたり，ワークシートに書くという方法もあります。

このとき指導者は学習者が自分の考えを伝えやすいように配慮することが求められます。学習者の発言を頭ごなしに否定したり，威圧的な態度で接したりすることは適切ではありません。一方で，学習者の意見に誤解が含まれていたり，看護師として不適切な内容があったりした場合には，丁寧にその点をフィードバックによって伝えることが望まれます。この時にも一方的に指摘するよりも，発問を取り入れながら，学習者の気づきを促すとよいでしょう。

> **ワーク**
>
> - 小学校で習う漢字をすべて学ばせたい場合，どのような学習目標をつくればよいでしょう。
> - 子どもにマッチの火のつけ方を教えるには，どのように教えればよいでしょうか。
> - 多人数に対して指導する際に，学習者を受け身にしないようにするにはどのような工夫ができるでしょうか。

6章 効果的に指導する

どのようにしたら効果的に指導することができるのでしょうか。指導をする際に考えておくべきことは，指導をどのように始めてどのように終えるのかといった指導全体の構成です。本章では，指導の導入，展開，まとめの各段階で考慮すべき点を学習します。

1 効果的な指導の型を理解する

1）設計した指導を適切に実践する

　十分に設計ができたら，いよいよ学習者を前にしての指導が始まります。しっかりした設計ができていれば不安は少なくなりますが，一方で実際の指導者の様子に合わせて指導の実践を調整したり，工夫したりする必要もあります。目の前の学習者が適切に指導内容を理解し，学習目標に到達するために注意すべきことにはどのようなことがあるのかを学んでいきましょう。

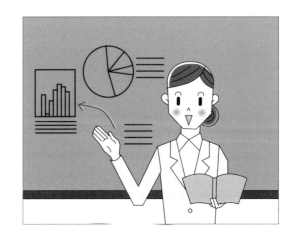

2) 導入・展開・まとめ

　指導には，基本の型があります。それは，全体を3つのパートに分ける**導入・展開・まとめ***です。導入・展開・まとめの3つのパートに分ける理由は，学習が急に開始されたり突然終了されたりすると，人は効果的に学習できないからです。

　導入・展開・まとめは，それぞれ指導の中で異なる役割をもっています。導入とは，学習者が学習目標を達成できるように導くためのパートで，指導の最初に行われるものです。展開は，学習者が目標を達成するために内容を掘り下げて学習していくパートで，指導の中心となるものです。まとめは，学習者が目標を達成できたかどうかを評価し今後の学習を促すためのパートで，指導の終わりに行われます。

　表2は，導入・展開・まとめのそれぞれのパートで検討すべきポイントを示したものです。

3) 指導の状況に合わせて工夫する

　導入・展開・まとめの構成は，どのような指導にも共通して活用できる枠組みです。しかし，この枠組みは指導の状況に合わせて工夫していく必要があります。たとえば，多人数を対象とした指導を行う場合は，個別指導をする場合よりも，学習者の状況が把握しにくいため，計画にそって丁寧に指導を進めていくことが求められるでしょう。また，学習者の意欲が低い場合は，興味や関心をもたせる工夫を多く取り入れる必要があるでしょう。指導の構成の内容は，学習者や状況に応じて指導者が自分なりに工夫していく必要があります。

　「小学校での手洗い教室」をテーマに，導入・展開・まとめを用いた指導案の例を**表3**に示しています。

表2　導入・展開・まとめのポイント

導入	快適な学習環境をつくる 興味や関心を引きつける 学習者の準備状況を確認する 学習目標と流れを伝える
展開	適切な順番で内容を提示する わかりやすく説明する 手本を示す 練習の機会を設ける
まとめ	学習の成果を確認する 学習を振り返る 学習の手引きを与える

表 3　小学校での手洗い教室の指導案

小学校での手洗い教室
対象　2 年生 20 人
学習目標
・日常生活において手洗いがなぜ重要かを説明できる
・1 人で正しく手洗いをすることができる

導入 (5分)	快適な学習環境をつくる ・あいさつ，自己紹介 興味や関心をもたせる ・泥で汚れた手と手洗いした後の写真を見せる。「どっちが清潔な手かな？」 ・「なんで手を洗わないといけないのかな」 学習者の準備状況を確認する ・「普段，どんなときに手洗いをしているかな？」 ・「みんなはどのように手洗いしているかな？」 学習目標と流れを伝える ・「今日の授業では，正しく手を洗えるようになってもらいます。まず私がどのように手を洗っているのかを見てもらい，その後，みんなに実際に手を洗ってもらいます」
展開 (30分)	適切な順番で内容を提示する ・手を洗う理由を説明する ・正しい手順を観察させてから説明する わかりやすく説明する ・「親子のカメのように両手を重ねて洗いましょう」 ・手の洗い方を説明するビデオ教材や写真を提示する 手本を示す ・ゆっくり実演して見せる ・「爪の間を洗うにはこのようにさするときれいになりますよ」と大事なポイントを口頭で補う 練習の機会を設ける ・「最初にやってみたい人はいますか」と聞き，まず数人が手を洗う。洗い方を確認した後，全員で手を洗う。全員が正しく洗えているかを，チェック装置などを用いて確認する
まとめ (5分)	学習の成果を確認する ・「なぜ手を洗う必要があるのかな？」と手を洗う理由を理解したかを確認する ・「みんな，きれいに手を洗えるようになったかな？」と正しい手洗いができるようになったかを確認し，「みんな，よくできました」とほめる 学習を振り返る ・「もう一度，言いますね。正しい手の洗い方は，…」と再度，正しい手の洗い方を確認する ・手をきれいに洗えるようになった感想を聞く 学習の手引きを与える ・これからの生活に生かしてもらうために，今日の内容をまとめたプリントを配付する

② 導入で学習の準備を整える

1）快適な学習環境をつくる

　指導者が最初に行うべきことは，学習者と指導者がそれぞれ学習と指導に集中できる快適な学習環境を整えることです。人は，ストレスの高い不快な環境では十分に学習することはできません。たとえば，私語でうるさい部屋，質問もできない重苦しい雰囲気，学習者同士が初対面で緊張した状況などです。また，このような状況では指導者も指導に集中することはできません。

　快適な学習環境をつくりだすために，まずは，机や椅子の配置，室内の温度，照明などの物理的な学習環境を整えます。エアコンの冷たい風が直接あたる，部屋が明るすぎるためスクリーンが見えにくいなどの環境では，集中して学習することが困難です。「寒すぎたり暑すぎたりしないですか」「部屋は暗くないですか」とたずねるなど快適な学習環境かどうかを確認するようにします。

　次に，学習者がリラックスして学習できるよう，快適な雰囲気をつくります。快適な雰囲気をつくる上で重要になるのが，指導者と学習者，学習者同士の人間関係です。初対面で指導する場合などでは，自己紹介などを加えることで学習者の緊張を和らげる**アイスブレイク**＊を取り入れてもよいでしょう。

2）興味や関心をもたせる

　導入で最も重要なことは，学習者の興味や関心を喚起することです。「おもしろそう」「知りたい」という感情を喚起することで，学習者の意欲を引き出し，主体的に学ぶ姿勢をつくりだすことができるからです。

　学習者の興味や関心を引きつける主な方法として，視覚教材の活用，クイズ，問いかけなどがあります。図，絵，動画を提示することで，学習者の関心を視覚的に引きつけることができます。また，「糖尿病の治療にはどのような方法があるか知っていますか」「食事療法をしている人が外食する場合，どのような点に配慮すべきですか」のように，導入でこれからの学習内容にかかわる問いかけをすることで，関心を向けさせることもできます。

3）学習者の準備状況を確認する

　学習者は白紙の状態から新しい知識を学ぶわけではありません。それまでに受けた教育や自分の経験をもとに，学習者は学習する内容に関して何らかの知識をすでに身につけています。効果的な指導を行うためには，次の2つの理由から，学習者がすでに身につけている知識を確認する必要があります。

　1つは，学習者の準備状況を確認するためです。たとえば，食事療法を必要と

する患者さんに，単位計算によるカロリー計算の方法を教える場合を考えてみましょう。単位計算によるカロリー計算ができるためには，患者さんが四則計算や比について理解していることが前提条件となります。単位計算によるカロリー計算の方法を教える前に，患者さんがそれらの知識や能力を身につけているか確認する必要があります。もし前提条件となる知識をもっていない場合は，前提となる知識や能力を教えるか，学習へのアプローチを変えなければなりません。

　もう1つは，効果的な学習を促すためです。新しい知識を学習する場合，学習者の既有知識と関連づけて学習すると効果的に学ぶことができます。指導する場合には，すでに教えた内容や学習者の経験と関連づけて，指導するようにしましょう。

　学習者がもっている知識を確認するための方法として，簡単なテストがあります。簡単なテストと言っても，必ずしも答えを書いてもらう必要はありません。「高血圧の患者さんが食事で気をつけるべきことは何ですか」「カロリーが高い食品にはどのようなものがありますか」と聞いて，学習者に口頭で答えてもらうだけでも十分です。患者さんを相手にする場合は，事前にほかの看護師などから患者さんが身につけている知識や能力を聞いておくという方法もあります。

4）学習目標と流れを伝える

　どのような知識や能力が身につくのかといった学習目標がわからない学習ほどつらいものはありません。学習者にしっかりと目的と目標を伝えるようにしましょう。たとえば，「今日は，血圧測定ができるようになってもらいます」「栄養バランスのよい食事の特徴をあげられるようになってもらいます」「新生児の沐浴の方法を説明できるようになってもらいます」など，明確に言葉で伝えます。

　目標を伝えたら，どのような流れで学習を進めていくのかを伝えます。流れを伝えるときには，それぞれの内容がもつ目的と相互のつながりを示しておくようにします。そうすることによって，学習者は学習する内容の全体像を捉えることができ，内容を理解しやすくなります。

3 展開で学習内容を深める

1）適切な順番で内容を提示する

　内容を順序よく配列することは重要です。単純なことから複雑なこと，古いことから新しいこと，身近なものからそうでないものなど，学習者が理解しやすい順序を考えましょう。

　内容の配列を考える際に，**演繹的アプローチ**＊と**帰納的アプローチ**＊という2つのアプローチ法があります。演繹的アプローチとは，一般的な原理やルールを

説明してから具体的な事例を示すというものです。難しい内容を指導する場合には，演繹的アプローチが適していると言われています。まずは栄養バランスのよい食事の基本的なルールを説明し，その後栄養バランスのよい食事の具体例について教えます。

　一方，帰納的アプローチとは，具体例を示してから一般的な原理やルールについて指導するというものです。たとえば，栄養バランスの偏った食事の具体例を提示し，それから栄養バランスの偏った食事の一般的な特徴を教えます。

　どちらのアプローチがすぐれているということはありません。学習者の特徴や設定した目標に照らして，適した配列をするようにします。

2) わかりやすく説明する

　学習者にわかりやすく説明するいくつかの工夫があります。まずは重要な内容については繰り返し説明することです。同じ指導の時間の中で繰り返すほかにも，機会を改めて説明することもできます。**記憶***を定着させる上でも繰り返しの説明は有効です。

　内容の理解を助ける例を取り上げるのもよいでしょう。抽象的な内容や複雑な内容を指導する際には意識したい工夫です。学習者や指導者の経験に紐づけたり，身近なニュースを取り上げたりすることができます。

　比喩や置き換えによって説明をわかりやすくすることもできます。指導する内容を学習者の理解できる事物に置き換えて提示します。効果的な反面，学習者が誤解をもつ可能性もあるので，その比喩や置き換えによって何を伝えたいのかを明確にするようにしましょう。

　わかりやすく説明するためには話し方も大切です。相手の様子を見ながらゆっくり話すこと，内容が多くなりそうな時ほど間をとることに注意しましょう。話し方を工夫することで相手は深く理解したり，考えを整理することが容易になるでしょう。

　口頭の説明だけでは難しいものは積極的に教材を活用しましょう。図表は内容を構造化するのに最適です。イラストは一目でそのイメージを把握するのに有効です。模型や人形も説明に活用することで理解を促します。

3) 手本を示す

　指導者が学習者の前で実演して見せることも効果的な方法です。特に技能の習得では説明だけでは学習者は理解しきれません。また頭ではわかっていても，その通り動けないこともあるでしょう。まず実際に指導者が実演することで，学習者は手本を得ることになるのです。

　手本を示すことで学習者の理解を促すためには，いくつかの注意点がありま

す。たとえば，ゆっくり実演することがまず挙げられます。学習者がしっかり観察できるようにするためです。また，実演しながら口頭で補足説明をするようにしましょう。「簡単そうに見えますが，ここでミスをしてしまう人が多いです」といったような説明があると，学習者の注意を引くことができるはずです。

4）練習の機会を設ける

　実際に学習した内容を活用して練習する時間を設けます。実際にやってみることで，学習者は知識を正しく身につけることができます。中学校の数学の時間に公式を学習したら，直後にその公式を使って教科書に載っている練習問題を解いたでしょう。同じように，教員が授業でカロリー計算の方法を教えたとしたら，実際に学生にカロリー計算をしてもらいます。

　練習で重要になるのが，指導者が学習者に**フィードバック**＊を適切に与えることです。指導者は，学習者の練習を観察し，学習者が何を正しく行っていて，どこが正しくできていないかを，学習者に伝えます。このような指導者からの支援によって，学習者は正しい方法を習得することができるのです。

　多人数の学習者に対して練習の機会を設けるときには，**一斉学習**＊，**個別学習**＊，**協同学習**＊の3つの形態の中でどの学習が適切なのかを考えましょう。一斉学習は，指導者が学習者全員に対して指導を進める学習です。個別学習は，学習者がそれぞれの課題に対して取り組む学習です。協同学習は，学習者を小グループに分けて，グループのメンバーが互いに力を合わせて進める学習です。学習者が多人数の場合には，指導者が個々の学習者にフィードバックを与えることが難しくなるため，ペアをつくらせて相互にフィードバックを与えさせるといった協同学習を取り入れてもよいかもしれません。

4　まとめで学習を定着させる

1）学習の成果を確認する

　まとめの時間では，学習成果を確認しましょう。確認の方法は，小テスト，発表，実演，面接，観察などいろいろありますが，学習目標に即した評価方法を選択する必要があります。

　学習成果を確認するときに重要なことは，達成感を与えることです。目標に到達していれば，「しっかりできていますね」などと言葉で伝えるとよいでしょう。子どもに対しては，シールなどをあげるのも達成感を与える1つの方法です。また，目標に到達していなくても，目標の達成に向けて努力したことや進展していることを認めることが必要です。

2）学習を振り返る

　学習者自身が学習活動を振り返ることで，内容の定着を図ることができたり，学習内容の要点を整理することができます。「学習したことは何でしたか」と口頭で振り返ってもらうこともできますし，簡単な質問に対する回答を紙に書いて振り返ってもらうこともできます。

　振り返りを行うときには，学習した内容をどのように生かしていくかを具体的な行動で示してもらうことも重要です。たとえば，患者さんに喫煙の害についての知識を教えた場合を考えてみましょう。その知識にもとづいて今後どのような行動をしていくのか患者さんに決意を表明してもらうのです。

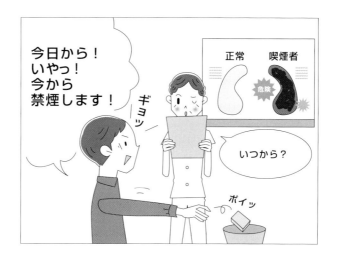

3）学習の手引きを与える

　学習の後には学習者自身が学習をさらに深めることができるような課題やヒントを提示します。たとえば，指導を担当している後輩の看護師に対して，学習内容に関する課題文献を与えたり，レポートを書かせたりします。

　しかし，患者さんに「来週までにこの本を読み，レポートを書いてきてください」と宿題を課すことは難しいです。患者さんの場合，それほど多くのストレスを感じることなく学習を進められるように，参考となる本やパンフレットを紹介したり，同じ病状をもつ患者さんが集まっているサークルやウェブサイトを紹介するのもよいでしょう。また，今後も指導する機会がある場合は，次回に予定している内容を伝えることも忘れないようにしましょう。

ワーク

- 指導の導入の段階ではどのような活動を取り入れればよいでしょうか。
- 指導のまとめの段階ではどのような活動を取り入れればよいでしょうか。
- 小学生 30 名を対象とした熱中症予防の指導を依頼されました。40 分間の指導案を作成してください。

7章 学習を評価する

学習者の理解を把握し，学習者に学習の改善を促すためには，評価は不可欠な活動です。評価はときにトラブルの原因になるため，多くの指導者は評価を難しいと考えています。本章では，教育評価の理論をもとに評価の効果を高める方法を習得します。

1 評価の特徴を理解する

1）評価は日常的な活動

　イタリア料理店でパスタを食べたときに，「ここのパスタはおいしかった」「この前の店よりもおいしくなかった」「値段を考えたらまあまあかな」などと友達同士で店の料理について話したことはありませんか。そのような活動は評価に含まれます。評価は日常的な活動と言えます。

2）学習の評価は簡単ではない

　学習者が学習内容を身につけたかどうかを適切に評価することが重要だということは言うまでもないでしょう。しかし，学習の評価を実施することは簡単なことではありません。

　評価が難しいのには理由の1つは，学習者の頭のなかが直接見えないからです。学習の成果を測定するのは，身長や体重を測定するのとは異なります。たとえば，学習者が望ましい態度を身につけたかどうかは，その学習者に問いかけて考えを述べさせたり，望ましい態度が実際に行動に現れているのかを確認したりしますが，指導者は評価結果に自信がもてないかもしれません。

　また，評価は学習者と指導者の双方に不安を与えるおそれもあります。テストや入学試験などに緊張した経験をもつ人も多いでしょう。評価されることに学習

者は負担を感じるものです。指導者にとっても，学習者に低い評価を伝えなければならない場合，心理的抵抗があるかもしれません。

3）評価の 3 つの意義

なぜ評価をする必要があるのでしょうか。ここでは評価の意義を 3 つに分けることで整理して考えてみましょう。

第一に，学習者の到達度を判定するためです。学習者が，どの程度学習した内容を理解しているのか，学習した技術をきちんとできるようになっているのかを，評価を通して判定します。看護師の国家試験も受験者の学習の到達度を判定するためのものです。看護師として必要な基礎的な知識や能力を身につけているかどうかを判定しています。

第二に，学習を改善するためです。学習者に対し，何ができていて何ができていないかを伝え，できていない内容について，重点的に復習したり学習方法を変更したりするよう促すために評価を行います。

第三に，自分の指導を改善するためです。たとえば，5 人を対象に指導をしたにもかかわらず，最終的に 5 人全員が身につかなかった内容があったとします。この場合は，その内容の指導方法が悪かったからと考えることができ，次からの指導の方法を変更する必要が生じます。指導を行う立場に立ったなら，自分が行った評価を指導の改善につなげる姿勢を大切にしましょう。

2　評価の構成要素を理解する

1）評価の主体

誰が評価を行うかという観点から，**他者評価***，**自己評価***，**ピア評価***という 3 つに分類することができます。必ずしも指導者だけが評価をするとは限らないのです。指導者以外が評価にかかわることで学習を促進することができます。

① 他者評価

評価と聞いてすぐに思い浮かべるのは，期末テストやレポートなどをもとにした指導者による学習者への評価でしょう。指導者が学習者の学習を評価するのは最も一般的な評価です。

複数の他者が 1 人の学習者を評価することもあります。たとえば，態度や関心といった個人の内面にかかわる評価を行う際には，複数の他者が評価をすることでより適切な評価に近づけることができます。

② 自己評価

　学習者自身による評価です。自己評価の長所は，学習者が自らの学習を振り返り，学習の改善を促すことができる点です。学習を振り返る上では，単に自分のできている点やできていない点を確認するだけではなく，これからどのように学習を進めていくべきかという具体的な行動も明らかにする必要があります。

　学習者の中には，自分を高く評価する人もいれば，低く評価する人もいます。自己評価を上手に活用するための工夫として，評価の基準を明確にすること，評価結果に至るまでのプロセスを明確にすること，自己評価とともに他者評価の結果も尊重することなどの方法があります。

③ ピア評価

　同じ立場にある人同士が行う評価です。ピアとは同僚，同級生，仲間などを意味する言葉です。たとえば，学習者同士による評価や同僚による評価があります。ピア評価の長所は，学習者の学習態度や行動など，指導者の把握しにくい部分を評価できる点です。また，評価者となる学習者は，ピア評価を通して学習のポイントを理解することができ，自分の学習の改善に役立てることができます。

　ピア評価を効果的に実施するためには，学習者同士がお互いを理解し，ほかの学習者からの批判を受け入れる雰囲気が醸成されている必要があります。

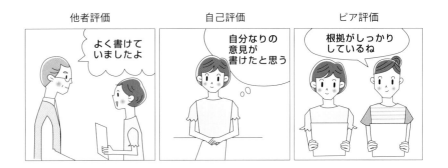

2）評価の基準

　評価を行うには，学習がどれだけ進んでいるのかを測る物差しが必要です。それを評価の基準と言います。評価する基準で分類すると，**絶対評価***，**相対評価***，**個人内評価***があります。場面に応じて，この3つの評価を効果的に活用する必要があります。

① 絶対評価

　設定された学習目標に照らして学習者の到達度を評価する方法です。学習目標への到達度によって評価するため，学習者全員が合格に値する水準に達したと判断すれば，全員に合格点を与えることもできます。一方で，合格の水準まで達成

した学習者がいないと判断すれば，誰にも合格点を与えないということになります。

② 相対評価

　集団の中での相対的な位置によって学習者を評価する方法です。たとえば A が 20%，B が 50%，C が 30% 程度などと，成績の分布があらかじめ決められた評価です。仮にすぐれた学習成果を残す学習者が多数存在していた場合でも，A の評価を与えることのできる人数は限られてしまいます。相対評価では，成績にばらつきが出るように評価の方法を工夫する必要があります。

③ 個人内評価

　個人の特性や能力を基準として，その成長度合いによって評価する方法です。指導者の設定した到達度や他者との比較から評価されるのではない，個人に即した評価です。たとえば，先週の小テストが 20 点だった A さんが，今週の小テストで 50 点をとりました。しかし，A さんはどちらの小テストでもクラス最下位でした。絶対評価や相対評価で A さんの学習を評価すると，A さんの努力を高く評価することができません。個人内評価を用いれば，A さんの努力や成長を前向きに評価することができます。

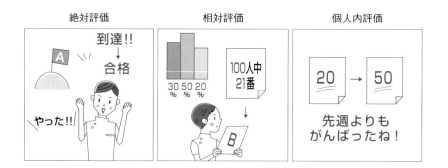

3) 評価の時期

　評価は指導が終わった後に実施するものだけではありません。指導の事前，途中，事後に評価することは大切です。評価の時期の違いによって，**診断的評価***，**形成的評価***，**総括的評価***の 3 つに分類されます。

① 診断的評価

　診断的評価とは，指導を行う前に実施し，その時点での学習者の能力や学習への準備状況を把握するための評価です。指導者はこの情報をもとに指導の計画を立てることができます。看護師が適切な指導計画を作成するためには，患者さんのもっている知識，学習能力，学習意欲を把握し，評価する必要があります。

② 形成的評価

　形成的評価とは，指導の途中に行われるもので，学習目標にそった成果が得られているかについて把握し，それ以降の指導に活用するための評価です。看護師が食事療法の指導を行っている患者さんに対して，食習慣が改善しているかどうか定期的に観察しアドバイスを与えることも形成的評価の一例と言えます。

③ 総括的評価

　総括的評価とは，指導が終了した際に実施し，学習活動を全体として把握するための評価です。授業での最終試験やレポート提出による評価などがあります。食事療法の指導を行っている患者さんに対して，望ましい食習慣を正しく身につけたかどうかを最終的に判断するものです。総括的評価の結果により，学習者は学習を通してどこまで到達できたかを把握できます。

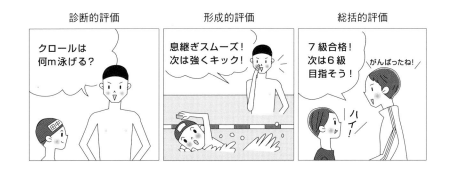

4）評価の方法

　評価にはさまざまな方法があります(**表4**)。たとえば，学習者がクロールで泳げるかどうかを評価するとき，筆記テストを用いる人はいません。実際に学習者に実演させて評価するはずです。このように評価を行いたい対象に合わせて適切な評価方法を選んでいきましょう。

① 知識の習得の評価

　知識を習得しているかを評価するならば，学校では筆記テストやレポートを用いるのが一般的でしょう。しかし，個別指導を基本とする看護場面では，患者さんに対して筆記テストやレポートを課すことは現実的ではありません。「食事をするときに何に気をつけたらよいでしょうか」「インスリンを自分で注射するときは，どのような手順で行いますか」など，対話を通して口頭で確認するとよいでしょう。

　習得した知識を現実の場面で活用できるかどうかを評価する場合は，評価の方法を工夫する必要があります。実際に起こりうる場面を想定し，どのような行動をとるかを確認する**問題場面テスト**＊を用いるとよいでしょう。たとえば，食事

表 4　主な評価方法と特徴

評価方法	特徴
実演	学習者に実演させて評価する方法。評価の観点を示すチェックリストを作成しておくと効果的
観察	学習者が学習した内容を身につけているのかを直接見て評価する方法
面接	対話を通して学習内容に対する理解や考え方を評価する方法
アンケート	問題にしたい内容に関するアンケート用紙を作成して学習者に回答を求める方法
筆記テスト	学習者に対して問題に対する答えを書かせて回答させる方法。学習者が正しく解答できるかどうかを判断する客観テスト方式と，学習者が自由に答えを考えて記述する自由記述方式がある
レポート	課題として学習者にレポートを書かせ，そのレポートを評価する方法。論文，書評，記録などが代表例
ポートフォリオ	学習者が学習のプロセスで作成したメモやレポートなどをためて，学習の足跡を全体的に評価する方法

〔中井俊樹編(2014)：看護現場で使える教育学の理論と技法，p52，メディカ出版を参考に作成〕

療法が必要な患者さんに対して，「あなたは忘年会に参加することになったら，どのようなことに注意しますか」と質問することで，知識を活用できるかどうかを確認することができます。

② 技能の習得の評価

　技能の習得を評価する基本的な方法は，実演です。患者さんのインスリン自己注射，自己導尿，ストーマ管理など，健康管理と生活維持のための技術が身についているかを評価する場合には，実際に患者さんに行ってもらうとよいでしょう。また，計画的に行わなくても，日常の活動を観察することで技能の習得を評価することもできます。

③ 態度の習得の評価

　態度の習得を評価する基本的な方法の 1 つは，アンケートや対話を用いるものです。たとえば，「喫煙はやめたほうがよいと思いますか」「自分の健康は大切だと思いますか」と直接的に態度に関する質問をします。ただ，このような質問に対して，学習者は一般的に望ましいと考えられる答えを回答する傾向があるので注意が必要です。もう 1 つの方法は観察です。人の心は行動に表れます。プライバシーに配慮して看護をしているかを評価する場合，「清拭時にカーテンを閉める」「プライバシーにかかわる問題については，個室などほかの患者さんがいない場所で話す」などの行動がとれているかどうかを観察することで評価することができます。

3 評価の効果を高める

1）評価の基準を明確にする

評価の効果を高めるために第一にすべきことは，評価基準を明確にすることです。評価の基準が不明確であると学習者は戸惑います。たとえば，食事療法の知識について，ある看護師からは「十分に身につけている」と言われたが，別の看護師からは「不十分だ」と言われた場合，混乱してしまうかもしれません。低い評価を下した看護師に対し，自分のことが嫌いなのではと考えてしまうかもしれません。

評価基準は学習目標を反映したものであり，指導を始めるときに学習者に伝えるべきものです。つまり，どのような状況になったら学習目標を達成したと言えるのかを明示する必要があります。そのためには，実際に見本として実演したり，チェックリストを作成して見せる工夫が必要です。見本やチェックリストを見せることで，学習者自身でも到達度を確認することができ，改善すべき点が明らかになります。

チェックリスト以外に，評価基準を明確にする工夫として**ルーブリック***があります（**表5**）。評価の観点に対して，3〜5段階の到達度を表形式で示したものです。評価基準を明確にするために，到達度を言葉で具体的に記述している点に特徴があります。

表5 発表を評価するためのルーブリックの例

	すぐれている	できている	改善の余地あり
発表の構成	導入，本論，結論の内容が一貫してまとまっていた	一部内容のつながりがわかりにくいところがあったが，導入，本論，結論の構成はとれていた	導入，本論，結論の構成がとれていなかった
話し方	身振り手振りやアイコンタクトを適切に用いながら，聞き取りやすく話していた	身振り手振りやアイコンタクトをところどころ使いながら，おおよそ聞き取れるように話していた	ところどころ聞き取りにくいところがあった
スライド資料	発表の内容を理解するために必要な情報が過不足なく，かつわかりやすく提示されていた	発表内容に対して，一部不足あるいは過剰な情報があったが，発表の内容の理解を助けるものであった	発表の内容に対してスライド資料がほとんど準備されていなかった

2）評価の根拠となる情報を集める

　評価を行うにあたっては，評価の根拠となる情報を収集する必要があります。この根拠はエビデンスと呼ばれることもあります。適切な根拠がなければ，適切な評価を行えません。たとえば，入院している患者さんに対する指導が適切に行えているかを評価する場合，患者さんの行動を確認した上で行うことが不可欠です。

　ただし，根拠を正確に集めて適切に管理することには，大きな労力が必要となる場合もあります。場合によっては，根拠集めに忙殺されて十分な看護が提供できないという状況も生まれかねないので，情報収集の方法を工夫することが必要です。

3）形成的評価を重視する

　学習者にとって，どこまで学習目標に近づいているのかを確認することは，その後の学習を進める上で貴重な情報になります。同時にそれは，指導者にとっても指導の進め方を確認するよい機会となります。

　そのため，評価は指導が終わってから行うだけではなく，指導の途中段階で行うことが重要です。総括的評価だけでなく，形成的評価を積極的に取り入れましょう。特に，学習者がつまずきそうな場面で評価を取り入れるとよいでしょう。そして，**フィードバック***によって学習者に評価結果を伝えましょう。

4）学習を継続的に評価する

　学習は継続的なプロセスです。評価においても，継続的に評価していくことが重要です。学習のプロセスを含めた評価として**ポートフォリオ評価***が注目されています。

　ポートフォリオとは，学習者が学習のプロセスで作成したノート，ワークシート，レポートなどをためて，学習の足跡の全体像を捉えようとする方法です。看護分野においても，看護師の継続的な学習を評価するためにポートフォリオを積極的に導入している病院があります。

　ポートフォリオ評価の利点は，学習者の学習を継続的に評価できることだけではありません。学習者 1 人ひとりが自分の学習成果をもとに自分の成長を実感できるため，学習者の意欲や自信を生み出すことができます。

5）学習者の気持ちに配慮する

　あなたにとっては当たり前のことができない人，当然のことができない人と出

会うこともあるでしょう。そのような学習者に対して，「できていませんね。これまで何をしてきたのでしょうね」「ほかの人よりもうまくできませんね」などと伝えてしまうかもしれません。しかし，そのような言葉は学習者の意欲を失わせる可能性があります。

学習者の学習意欲を高めていくためには，学習者に配慮し，共感する姿勢や対話が重要になります。客観的な評価を行うことは重要ですが，同時に相手の気持ちに配慮しながら評価を実施していくことを忘れないようにしましょう。

4 フィードバックを効果的に与える

学習者へ評価結果を返すフィードバックは，学習者のできている点，改善点，これからの学習の指針などを学習者に伝え，学習を促します。効果的な方法を理解し，指導のなかに組み込みましょう。

1）行動の直後に与える

行動が起こった直後に与えるフィードバックを**即時フィードバック***と言います。学習者の行動に対して，それが適切かどうかをすぐに伝えることが，学習において効果的です。人は何をしたのか忘れた頃にフィードバックを与えられても改善にはつながりにくいものだからです。裏返すと瞬時に答えがわかる単語カードは，この原理を利用したものです。特に正誤がはっきりしている問題や技能の学習に関しては，即時フィードバックが効果的です。

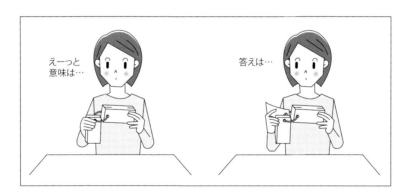

2）情報の内容に配慮する

フィードバックを与える際には，情報の内容に配慮します。学習者に対して多くの情報を提供すればいいというものではありません。情報に優先順位をつけてフィードバックするようにしましょう。また，学習者が理解しやすい言葉で伝えるようにします。たとえば，患者さんに対して口頭でフィードバックを与える際

には，専門用語を用いずに，患者さんが理解できる言葉で伝えるようにすると
いった注意が必要です。

3) 肯定的フィードバックを活用する

　フィードバックには，**肯定的フィードバック**＊と**否定的フィードバック**＊があ
ります。肯定的フィードバックとは，どの部分が適切にできているかを伝えるも
ので，学習者の自信を高めることができます。否定的フィードバックとは，でき
ていない点を伝えるもので，間違った考えや動作を修正することができます。

　肯定的フィードバックだけでは学習者の学習の改善にはつながりません。一方
で，否定的フィードバックだけでは学習者の学習意欲を低下させるおそれがあり
ます。学習を促すだけでなく，学習意欲を高めることができるように，肯定的
フィードバックと否定的フィードバックのバランスに配慮しましょう。

　肯定的フィードバックと否定的フィードバックのバランスに配慮したモデルと
して，**フィードバック・サンドイッチ**＊という方法があります。肯定的，否定的，
肯定的という順でフィードバックを与えるものです。たとえば，糖尿病で食事療
法を行っている患者さんに対してであれば，まず「適切な食材の選択はできてい
るようですね」と，できている点に関して肯定的フィードバックを与えます。次
に「まだ血糖値が高いようですね。栄養バランスを考えつつ，摂取カロリーを抑
えるようにしましょう」と，できていない点に関して否定的フィードバックを与
えます。最後に，「前回よりも全体的に数値は下がってきています」と，肯定的
フィードバックでまとめるようにします。

4) 対話を通してフィードバックを与える

　フィードバックの場は，一方的にならないように気をつける必要があります。
指導者と学習者の対話を通して進めるフィードバックのモデルに**ペンドルトン・
モデル**＊があります。このモデルは，学習者の自己評価にもとづいてフィード
バックを与えます。

　ペンドルトン・モデルでは，4段階で進めながらフィードバックを与えます。
第1段階では，学習者に「よくできていることは何ですか」と質問し，よくできて
いる点を自己評価させます。それをふまえて，第2段階では，指導者が学習者の
よくできている点を伝えます。第3段階では，指導者が学習者に「改善点は何で
すか」と質問し，改善点を自己評価させます。最終段階では，指導者が指導対象
者の改善点を伝え，今後の方針や具体的な行動について指導者と学習者で議論し
ます。

ワーク

- 絶対評価，相対評価，個人内評価のそれぞれの特徴と活用に適した場面をあげてください。
- 学習者の知識，技能，態度の習得度を評価するために適した評価方法とは，それぞれどのようなものでしょうか。
- 学習者が納得し学習の改善を進めようとするために，指導者からのフィードバックはどのように工夫したらよいでしょうか。

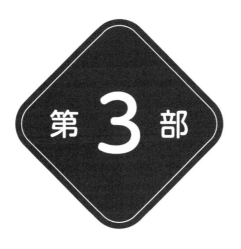

第3部

さまざまな指導
の技法

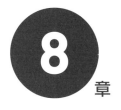

学習意欲を高める技法

8章

学習者の意欲が低下した状態では学習は効果的に進みません。指導する立場になったら，意欲をどのように向上させることができるのかを理解しておく必要があります。本章では，動機づけの原理を理解した上で，学習意欲を高める技法を習得します。

1 学習意欲を理解する

1）意欲は学習を推進する

　看護師が患者さんに，健康な生活に欠かせない知識をわかりやすく伝える場面を考えてみましょう。どんなにわかりやすく伝えたとしても，患者さん本人が「健康な生活を送りたい」という意欲をもっていなければ，看護師の説明を聞くことはないでしょう。

　学習意欲は，効果的な指導を行うための基礎となるものです。指導者は，学習意欲を高めるための技法を理解し，指導の中に組み込んでいく必要があります。

　学習意欲は，これまで多くの人が関心を向けて研究してきたテーマです。視点の違いによりさまざまな動機づけの理論が提唱されてきました。学習意欲を高める技法も動機づけの理論にもとづいて複数あり，状況に応じて組み合わせていく必要があります。

2）学習意欲は高次の欲求である

　「学びたい」と望む学習意欲は，人のもつ欲求の1つです。欲求とは人を何かしらの行動に駆り立てるものです。ただ欲求といってもさまざまな種類のものがあります。心理学者マズローは「欲求5段階説」として欲求には段階があることを提唱しました。低次のものから順に，生理的欲求，安全欲求，社会的欲求，尊厳欲

求，自己実現欲求の5つです。この「欲求5段階説」は単にこれらの段階を分類しただけでなく，低次の欲求が満たされて初めて高次の欲求をもつことを提唱した点で重要です。たとえば，人が生きるために必要な食事や睡眠といった生理的欲求が満たされた状態にあってこそ，次は身の安全を求める安全欲求をもつようになるのです。あらゆる状況に普遍的にあてはまる理論であるとは言えませんが，欲求を理解する上での基本的なモデルになります。

　学習意欲は，この中でも高次の欲求にあたります。学習へと人を駆り立てる欲求にはさまざまなものがあります。しかし，そのいずれもその人の生存が脅かされない状況にあること，安全に生きていくことができる状況であることが前提になります。学習者に意欲が認められないときには，その学習者が学習に対して意欲がもてる状況にあるかどうか確かめる必要があるかもしれません。

2 内発的動機づけと外発的動機づけ

1）内発的動機づけを理解する

　あなたは，人に指示されたわけではなく，自分の興味や好奇心にもとづいて学習したことはありませんか。たとえば，「バスケットボールのシュートがうまくなりたいから休み時間に練習する」「動物について詳しく知りたいから図鑑で調べる」といったものです。このような，学習そのものが目的となって自ら進んで取り組もうとする動機づけのことを，**内発的動機づけ**＊と言います。

　また，楽しさやうれしさといった感情を得るために学習することも内発的動機づけに含まれます。「数学の問題が解けると楽しいので問題に挑戦する」「ピアノが上手に弾けるとうれしいから懸命に練習する」などといったものです。

2）外発的動機づけを理解する

　子どもの頃，親に「次のテストで80点以上とったら好きなおもちゃを買ってあげよう」と言われ，勉強をがんばったことはありませんか。あるいは，「親に叱ら

内発的動機づけ

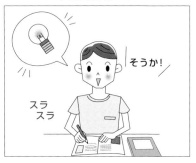

外発的動機づけ

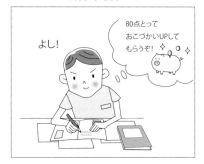

れたくない」「好きな人に認められたい」と思い，勉強やスポーツの練習をしたことはないでしょうか。このように手段として学習に取り組もうとする動機づけのことを，**外発的動機づけ**＊と言います。

3）外発的動機づけの段階を理解する

　外発的動機づけには段階があります。**表6**のような，①外的調整，②取り入れ的調整，③同一化的調整，④統合的調整の4つの段階に分けられます（Ryan and Deci 2000）。この段階には，その人がどの程度の自律性をもっているかがかかわっています。

　あなたは，何かの報酬を得られるからと始めたことが少しずつ楽しくなり，自ら進んで取り組むようになった，ということはないでしょうか。たとえば，最初は親にほめてもらいたいから数学のテストでいい点数をとるために勉強していたのが，勉強をしていくうちに数学が楽しくなり，楽しいから数学を勉強するようになるといったものです。このように，外的調整にもとづく意欲が，より自律性の高い意欲に変わることがあります。

　自律性は，生涯にわたり学び続けるという観点から，人の成長の鍵となるものです。学習者にその学習の重要性や意味を伝えるなどして，自律性の高い意欲を育てていくことが指導者にとって重要な役割となります。

❸　さまざまな動機づけの理論

1）ポジティブ感情を高める

　動機づけを促す上で感情のもつ役割は重要です。読書を習慣にしている人は本を読むことを楽しいと感じ，その楽しさを得るために本を手に取ります。一方，読書を退屈と感じた人は，自分から進んで本を読もうとはしないかもしれませ

表6　自律性の程度から見た外発的動機づけの4段階

自律性の程度	動機づけの段階	内容	例
低い ↑ ↓ 高い	①外的調整	報酬を得るため	ゲームを買ってもらいたいからテスト勉強する
	②取り入れ的調整	罪や恥を避ける，自尊心を高めるため	勉強しないと親に悪いから勉強する 頭のよい人だと思われたいから勉強する
	③同一化的調整	自分に役立つ，重要であるため	国家試験に合格するために勉強する 将来，役に立つから練習する
	④統合的調整	自分の価値観とその行動が一致しているため	常に看護技術を向上することが看護師の責務だから練習する

〔鹿毛雅治（2013）：学習意欲の理論　動機づけの教育心理学，p194，金子書房を参考に作成〕

ん。感情によって物事の捉え方やそれに対する意欲は大きく変わるものなのです。

　感情にはポジティブなものとネガティブなものがあります。楽しさ，うれしさ，満足などの感情は**ポジティブ感情***と呼ばれます。人は，このようなポジティブ感情を引き起こした経験を，もう一度したいと考えます。たとえば，「友達と行ったスノーボードが楽しかったので，またスノーボードに行きたい」「発表してほめられたので，また発表したい」などです。

　反対に，退屈，不安，恥などのネガティブ感情があります。人は，ネガティブ感情を引き起こした経験をもうしたくないと考えます。たとえば，ある人が発表に失敗をして恥をかいたとします。その人は，もう恥をかきたくないと思い，発表をしたくなくなります。

2）意欲を高める目標を設定する

　人が自ら積極的に取り組むためには，本人が目標をもつことが重要です。「患者さんがストレスを感じることなく清拭ができるようになる」や「患者さんが痛がらないように上手に採血ができるようになる」といった目標です。目標がなければ，「何を学習するのか」や「なぜ学習するのか」が不明確で，意欲が向上しません。人は自分のやるべき目標が明確にあると，それに向けて行動するようになります。

　意欲を向上させる上で，目標の重要性を指摘しているのが**目標設定理論***です。目標設定理論では，意欲を向上させる目標を設定するためのポイントとして次の3つが示されています。

① 本人が納得して決めた目標である
② 具体性をもった目標である
③ がんばれば達成できる目標である

　もちろん学習目標がある程度決まっている場合や，学習者が自分で判断できない場合もあるでしょう。そのような場合でも，学習者のニーズを聞き，それを学習目標や学習方法に反映してみましょう。

3）期待を高める

　期待を高めることも有効です。行動した後に生じる結果に対する期待を**結果期待***と言います。ある行動を達成したとしても何の結果も得られないとわかっているならば，「やっても無駄だ」と思ってしまい，その行動を起こすことは難しいでしょう。反対に，行動を達成した後に好ましい結果が得られるとわかっている

　ならば，その行動を達成しようとするでしょう。「毎日勉強したとしても，期末テストでいい点がとれない」と思っている人よりも，「毎日勉強すれば，期末テストでいい点がとれる」と思っている人のほうが，毎日テスト勉強をします。

　もちろん，結果期待が高ければそれだけで行動するかというと，そういうわけではありません。結果期待だけでなく，自分にはその行動を達成できるという能力に対する自信も必要です。これを**効力期待***と言います（**図3**）。さきほどの例で言えば，「毎日，勉強できるかどうか」が効力期待にあたります。結果期待も効力期待もどちらも高いとき，人は自ら積極的に取り組むことができます。効力期待は，自己効力感とも言われます。

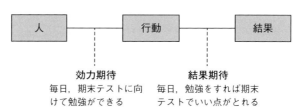

図3　結果期待と効力期待
〔Bandura, Albert（1977）: Self-efficacy : Toward a Unifying Theory of Behavioral Change, Psychological Review 84（2）: 193 を参考に作成〕

4　学習意欲を高めるさまざまな技法

　学習者の学習意欲を高めることは簡単ではありません。学習意欲を高めるさまざまな技法を身につけ，学習者の特徴をふまえて活用していくことが求められます。ここでは，動機づけの原理をふまえた15の技法を紹介します。

① 本人の話をよく聴く

　対象である学習者の話を直接聴くことから始めましょう。学習者は自分の話を聴いてもらえるだけで安心するものです。学習者の希望を聴くことができれば，学習目標や学習方法を定める際にも役立つでしょう。

② 適切な目標を設定する

　目標は意欲に影響を与えます。低すぎる目標の場合，人は努力をしようとしません。努力しなくてもできてしまうからです。がんばればできる目標を設定することで，人は目標の達成に向けて工夫や努力をしようとします。

③ 目標を納得させる

　納得していない目標に対しては，人は自分の達成すべきことだとは思わず，やらなくてもよいと感じてしまいます。学習者と話し合いながら目標を設定するこ

とで，目標を自分のものとして受け入れることができ，意欲を高めることができます。

④ 定期的に目標を意識させる

目標を設定しても人は忘れてしまうことがあります。目標を書かせてよく目にするところに貼らせるという方法も有効です。指導者も定期的に目標を意識させることが大切です。また，多くの人の前で学習者に目標の達成を宣言させることも効果的な方法です。

⑤ 興味や関心を喚起する

おもしろそうだなと学習者に思わせることは重要です。学習することが楽しいと思わせることができれば，学習に対して自ら積極的な姿勢になります。なぜだろうと思わせるような問いかけをするなどして興味や関心を喚起しましょう。

⑥ 学習の意義を伝える

学習が学習者にとってどのように役立つのかがわかると，学習意欲は高まります。学習した後にどのようなことができるかをイメージさせることが重要です。

⑦ ほかの人の成功体験を紹介する

ほかの人が成功している姿を見て，あの人ができるなら自分にもできるという思いをもたせることができます。自分にもできると思わせるような人の例を紹介すると効果的です。

⑧ 成功体験をつくる

成功体験は，自分にもできるという自信を高め，次の目標に対する意欲を高めます。学習者が目標に至るまでの過程を細かく分け，1つひとつの小さい成功体験の積み重ねによって高い目標を達成させましょう。

⑨ フィードバックする

目標の達成に向けて，できている点とできていない点を指摘することは重要です。できている点を確認した上で，できていない点を指摘することで，次への学習意欲に結びつきます。

⑩ ほめる

人はほめられればうれしい気持ちになります。よくできている点や改善した点などを具体的にほめてあげましょう。具体的にほめるためには指導者は学習者を観察することが求められます。

⑪ 賞罰を適切に与える

　望ましい行動を示したら報酬を与え，反対に望ましくない行動が見られたら罰を与えるという方法があります。その際に考えておくべきことは，学習者によって報酬や罰の内容が異なることです。ただし，賞罰に依存する外発的動機づけを用いると，内側から出る意欲を低下させてしまうおそれもあります。また，罰を与えることについては，十分に慎重な検討が必要です。

⑫ ゲーム性を組み込む

　意欲を高める方法としてゲーム性を組み込む方法があります。学習者同士で協力したり競争したりする活動は意欲を高めることがあります。あの人に勝ちたいという気持ちを刺激するからです。また，コンテストなど特別なイベントを開催して，学習に遊びを加えてもよいでしょう。

⑬ リフレーミングを取り入れる

　リフレーミング*とは，ある枠組みで捉えられている物事を違う枠組みで見ることです。学習者はネガティブ感情になっているときには意欲もわかないものです。「私は要領が悪いから」と考えている学習者に対しては，「あなたは要領が悪いのではなく，仕事が丁寧なんだと思いますよ」と伝えることで，前向きな気持ちに変えてあげましょう。

⑭ 邪魔するものを取り除く

　学習の環境を整えることも意欲を高めることができます。たとえば，テレビやスマートフォンなどは学習の妨げになる場合があります。そのような学習を妨げるようなものを取り除くことも学習に集中させる上で重要です。

⑮ 気分転換の時間をとる

　人が学習に集中できる時間は限られています。長時間の学習は効率を低下させ，気持ちもだらけてしまいます。そのため，休憩時間をとったり，軽い運動をすることで気分転換をし，学習意欲を回復することができます。

ワーク

- これまであなたはどのようなときに学習意欲が向上しましたか。自分の経験から，内発的動機づけと外発的動機づけの具体例をあげてみましょう。
- 本章で記した学習意欲を高める15の方法の中で自分が指導する中で取り入れてみたいと考えたものをあげてみましょう。
- 他の同期に比べて技術の習得が遅いことを気にしている後輩がいます。その後輩の学習意欲を高めるにはどうしたらよいでしょうか。

9章 コーチングの技法

> 学習者の考えを尊重して指導を行う際には，コーチングの技法が役立ちます。本章では，さまざまなコーチングの基本的な技法を紹介した上で，上手に自分の意見を伝える技法や目標に向けて行動を促す技法を習得します。

1 コーチングを理解する

1）コーチングとは何か

　指導の場面においてはコーチングが役立ちます。コーチングは，「相手の自発的な行動を促すコミュニケーションの技術」（柳澤編 2003）です。「コーチ」というのは馬車を意味する言葉で，馬車がもつ「大切な人をその人が望むところまで送り届ける」という役割から，スポーツやビジネスなどの分野での人材育成の指導者にも使用されるようになりました。参考までに，トレーニングという用語のもとであるトレインは列車が語源です。馬車や列車という移動手段が人材育成の用語になっているのです。

　コーチングは，「答えは学習者の中にある」という考え方を基本として，その概念や技法が実践のなかで発展してきました。1人の指導者が1人の学習者を指導する際にコーチングの技法は特に役立つので，看護現場ではコーチングの技法が重視されています。

2）関係づくりから始める

　人から何かを教えてもらうとき，教えられる側は緊張感をもちやすいものです。教員と学生，先輩と後輩などの関係を思い起こしてみれば，緊張感なく話せるようになるまでには時間がかかったのではないでしょうか。

　指導者が学習者よりも年上の場合は，上下関係がわかりやすいため，適度な距離間を保ちながらも話しやすい関係を築くことは，それほど難しいことではないかもしれません。ところが一般社会では，上司よりも年上の部下といったような状況で教えなければならないことも多々あります。当然，臨床現場でも同様なことは起こります。たとえば，若い看護師が病歴や入院歴の長い患者さんに指導を行うこともありますし，自分の親くらいの年齢の患者さんに指導を行うこともあります。あるいは，中堅看護師が，自分よりも年上の社会人経験をもつ新人看護師に指導を行う場合もあるでしょう。

　そんなときには，いきなり指導に入るのではなく，相手が指導を受け入れやすいように，まずは「気軽に話し合える関係」を築くことを最初の目標にしましょう。このような気軽に話し合える心理的状態を**ラポール***と言います。ただし，気軽に話し合うというのは，同年代の友人のように話すということではありません。馴れ馴れしい態度，節度をわきまえない態度は厳禁です。相手の信頼を得るためには，相手を尊重した態度・言葉づかいが求められることは言うまでもありません。

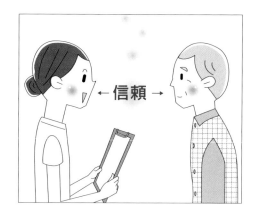

3) 非言語コミュニケーションは重要だ

　人のコミュニケーションは言葉だけで成り立っているものではありません。言語以外の手段を用いたコミュニケーションを，**非言語コミュニケーション***，もしくはノンバーバルコミュニケーションと言います。人間関係を築く上では，非言語コミュニケーションも意識する必要があります。

　「人を外見で判断してはいけない」とよく言いますが，それは多くの人が他者を外見で判断している現実があるからこそ使われる表現だと言えます。指導者の外見や態度を見て，信頼できそうにないと思えば，その人から積極的に学ぼうとしない学習者もいるでしょう。

　外見にはさまざまなものが含まれます。髪型，服装，装飾品，表情，姿勢，動作，相手との距離のとり方などです。人は目に見える部分から相手がどのような

人なのかを判断しようとします。外見というと鏡で確認できる見た目だけを意識しがちですが，身だしなみだけでなく言葉づかいや行動や態度も外見に含まれることを忘れてはなりません。

　人と話すときには相手に顔を向けます。たとえば，小さな子どもと話すときにしゃがんだり，中腰になったり，座ったりするのは，子どもの目線に合わせるためです。このような行動で，相手の話を聞いているというメッセージを送っているのです。人と話すときに，顔を向けなかったり目線を合わせなかったりすることは，「あなたの話には興味がありません」というメッセージを送ることになります。また，早足でせかせかと歩く，相手の都合を聞かずに自分の伝えたいことを一方的に話すといった行動は，本人にそのような意図がなくても，「忙しいから話しかけないでほしい」というメッセージとして相手に伝わってしまうこともあります。ふだんの自分の表情や行動が，相手からどのように見えているのかを意識しておくことが重要です。

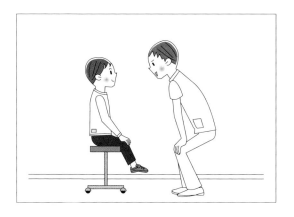

2 コーチングのスキルを理解する

1）傾聴する

　相手の話をしっかり聴くことを**傾聴**＊といいます。コーチング技法の中でも，傾聴は特に重要な意味をもちます。なぜなら，教えられる立場にある人は常に多くの疑問をもち，指導者から多くを教わりたいと感じているからです。学習者の声に耳を傾けることができなければ，学習者が望む指導を行うことはできません。

　傾聴では，相手の発言に反応し，適切なあいづちを打ったり質問をすることも大切です。もし看護師が，患者さんが話しているときに，目も合わせずうなずくこともないとしたら，患者さんは「話をしっかり聴いてもらえなかった」と感じるでしょう。相手の話の内容に対して，「そんなことがあったのですね」「それで次はどうなったのですか」など，相手が話したことを受けて自分がどのように感じ

たかを表情やジェスチャーで示しましょう。また，ふだんから話しかけやすいように穏やかな表情や言動を示す，ゆっくり話せるように静かな場所を用意するなど，話しやすい環境を整えることも傾聴の要素であると言えます。相手の話を聴く姿勢と，しっかり聴いているという姿勢を相手に伝わるように示さなければ，傾聴にはならないのです。

　相手の非言語コミュニケーションを確認することも重要です。相手がどのように話しているのかを注意深く観察することで，真意を読みとることができるでしょう。大事なのは，言葉の内容と非言語コミュニケーションの内容が一致しているかどうかを確認することです。たとえば，伝えた内容について理解できたかどうかを尋ね，相手が「わかりました」と答えたとしても，必ずしも相手が理解したとは判断できません。声が小さく自信のない表情であれば，十分に理解できていない可能性があります。目を合わせずに不満げな表情であれば，伝えた内容に不足や不満を感じている可能性もあります。言葉だけで判断するのではなく，非言語コミュニケーションを読みとるよう心がけましょう。

2）話し方を工夫する

　コーチングにおいては，話す速さ，リズム，抑揚，声の高さ，声の大きさなど，話し方の工夫が必要です。聞きとれないような小声で説明をする，メモをとる間がないほどの早口で説明する，といった指導をされては，学習意欲も低下してしまいます。

　相手が自分の話し方に合わせてくれると，人は安心するものです。たとえば，まわりに人がいるときに友人に小さい声で相談されたら，あなたも小さい声で話すのではないでしょうか。喜ばしい話を聞くときは明るいトーンで，つらく悲しい話を聞くときは，低く落ち着いたトーンであいづちを打つのではないでしょうか。このように，相手の話し方に自分の話し方を合わせることを**ペーシング** ＊と言います。

　また，相手と同じような行動をとることは親近感につながると言われています。友人から手を振って挨拶されたら，あなたも手を振って挨拶することでしょう。友人が笑顔で話すときはあなたも笑顔で，友人が険しい表情であればあなたは神妙な表情をするのではないでしょうか。このように，相手の身ぶりやしぐさに自分の身ぶりやしぐさ合わせることを，**ミラーリング** ＊と言います。

　学習者が聞きとりやすいような工夫とともに，ペーシングやミラーリングを取り入れて安心感や信頼感を与えられるような話し方を心がけましょう。

3）質問で気づきを促す

　コーチングでは，学習者の中に答えがあるという考えのもと指導を行います。

指導者の役割は，答えを提示することではなく，学習者自身が自分の中にある答えに気づけるように促すことです。気づきを促す上で重要になるのが，質問です。質問を通して，学習者の考えを整理することができます。学習者の学習を促す質問は教育学において**発問***と呼ばれます。

　質問にはさまざまな分類があります。質問の特徴や効果を理解した上で，時と状況に合わせて意図的に組み合わせながら対話を進めていきましょう。

① クローズドクエスチョンとオープンクエスチョン

　「薬は飲みましたか」「さきほどの医師からの説明は難しいと思いましたか」というような，相手が主にイエスかノーで答えられる質問を**クローズドクエスチョン***と言います。これは事実をはっきりさせたいときに有効です。一方，「この薬を飲んでから，体調にどのような変化がありましたか」「さきほどの医師の説明を聞いて，どのように思われましたか」というような，相手が自由に答えられる質問が**オープンクエスチョン***です。質問された側は考えながら返事をしなければならないため，答えを得るまでに時間がかかりますが，その質問に付随するさまざまな状況や相手の考えを知ることができます。

② 過去質問と未来質問

　「このようなことになった原因は何でしょう」「そのときはどんなことを考えていましたか」などと，すでに起こったことを聞くのが**過去質問***です。事実や結果，原因を振り返らせ，相手の考えを引き出すときには効果的な方法です。ただし，何らかの失敗をした場合などに過去質問を繰り返すと，相手は一方的に責められているような気分になり，落ち込んでしまうこともあります。一方，「今度同じようなことが起こったらどうしたらよいと思いますか」「次はどんな点に気をつけますか」など，今後のことを聞くのが**未来質問***です。過去の経験から教訓や課題を見出すときに効果的です。

③ 指導者が答えをわかっている質問とわかっていない質問

　指導の場面では，答えを知っている指導者があえて学習者に質問をすることがあります。たとえば数学の授業などでは，「この問題を解くためには，どの公式があてはまりますか」などと教員が生徒に聞いたりします。教員はもちろん正解を知っているのですが，質問することで生徒の思考を促しているのです。このような質問は，学習内容を整理し，確認するときに役立ちます。

　相手の理解度を確認したり，思考を深めたりするための質問は学習効果を高める効果があります。ただし，多用しすぎると，相手は試験を受けているかのような圧迫感を感じるため，適度に取り入れるようにしましょう。

4）努力や成果を承認する

　コーチングの技法の中でも，学習者の意欲を高める上で重要とされるのが**承認***です。承認の方法としてわかりやすいのが，相手をほめることです。その際には，指導者が何に着目しているのか学習者にわかるように，具体的な内容を示しましょう。学習の各段階において，その都度，相手の努力や成果を認めていることを言葉で伝えるように心がけましょう。効果的なほめ方とそうでないほめ方の例を**表7**に示します。

　また，ほめるだけでなく，学習者の成長のために叱ることも承認の1つです。ただし叱るときに，相手の人格を否定したり，他者と比較したり，過去の失敗を持ち出すのは望ましくありません。感情的にならずに，できていない点やよくない点がわかるように明確に伝え，改善してほしい点やそのための方法を前向きに伝えましょう。

表7　効果的なほめ方と効果的でないほめ方

効果的なほめ方	効果的でないほめ方
・具体的な話をほめる	・漠然とほめる
・ほめている基準をはっきり示す	・基準をはっきりさせずにほめる
・課題への努力や達成をほめる	・課題への努力や達成を無視してほめる
・今後の同様の成功に導くため，成功を本人の努力と関連づける	・成功を能力のおかげにする，あるいは運や課題の簡単さに結びつける
・学習成果に注目していることが伝わるように，多様な表現でほめる	・学習成果に無関心であるかのように画一的，形式的にほめる

〔鹿毛雅治（2013）：学習意欲の理論―動機づけの教育心理学．p299．金子書房を参考に作成〕

3 上手に意見を伝える

1）アサーションを理解する

　指導場面においては，指導者として学習者に伝えなければならないことがあります。コミュニケーションにおいて傾聴は重要ですが，自分の意見を言わずに聴いておけばよいというわけではありません。

　自己表現には，3種類の形があります。1つ目は，攻撃的な自己表現です。相手に配慮することなく，自分の意見だけを強く主張します。一方的に自分の意見を押し通し，相手の意見に耳を傾けることはありません。2つ目はその反対に，自分の意見よりも他者の意見を優先するのが非主張的な自己表現です。相手に合わせて曖昧な表現が多くなるため，自分の考えが相手に伝わりにくくなります。そして3つ目が，自分の意見を大切にしつつも相手にも配慮するのが**アサーション***です。相手の意見を否定することなく，お互いの意見を尊重しつつ自分の意見を伝えます。

　看護師は，患者さん，先輩や後輩の看護師，医師などさまざまな意見や価値観をもつ人とコミュニケーションをとる必要があります。攻撃的な自己表現では，相手と対立しトラブルを生みかねません。非主張的な自己表現では，自身がストレスをため込むことになるでしょう。自己表現においてはアサーションを活用し，自分も相手も大切にしたコミュニケーションを身につけましょう。

2) クッション言葉を活用する

　指導の場面では，学習者の間違いを指摘したり，学習者の意見と対立する意見を示したりと，ときには言いにくいことを伝えなければならないこともあります。相手が意見や提案を出してきたとき頭ごなしに否定することは，相手を傷つけ，関係性を悪化させる可能性があります。

　そのような場合には，**クッション言葉***が役立つでしょう。クッション言葉とは，否定的な事実を伝えるときに衝撃を和らげる言葉を指します。たとえば，相手とは異なる意見を伝えるときに「これは私の考えなのですが」「あなたの気持ちもわかりますが」などといった前置きの言葉を入れることによって，相手に心の準備をさせることができます。また，婉曲な表現や柔らかい言い回しを用いることも効果的です。たとえば，「それはできません」ではなく，「それはできかねます」「それをするのは難しいです」というように表現を工夫することで，否定的な意見を受け入れやすくするのに役立ちます。

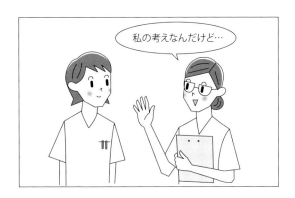

私の考えなんだけど…

3) DESC 法を活用する

　自分も相手も大切にした自己表現のモデルとして DESC 法があります。DESC 法とは，アサーションのスキルの1つで，描写する（Describe），表現する（Express），提案する（Specify），結果を伝える（Consequences）の順序で会話を進めていくものです。

　糖尿病で食事療法をしている患者さんがいる場合で考えてみましょう。患者さんはストレスのため，間食をしており，体重が増えてしまっています。攻撃的な

　自己表現の場合，「間食はだめだとずっと言っていますよね。取り返しがつかないことになりますよ」など一方的に自分の意見を伝えるでしょう。非主張的な自己表現の場合，「間食しちゃいますよね。ストレスでしょうがないですよね」と相手の気持ちに配慮しすぎて，伝えるべきことを伝えられないでしょう。

　DESC 法にもとづくアサーションでは，まず「前回よりも3キロ体重が増えていますね」と客観的な事実を伝えます。次に，「ストレスで間食してしまう気持ちはわかります。ですが，約束を守ってもらえないのは残念です」と自身の気持ちを表現します。そして，「間食の原因であるストレスを発散するために，毎朝30分程度運動をするのはどうでしょうか」と具体的な行動を提案します。そして，「運動をしてストレスが発散できれば，間食も減り，体重も減るはずです」または「このままストレスを発散できなければ，間食をし続けた結果，インスリンの自己注射が必要になるかもしれません」など提案が実行されたときとされなかったときの結果を伝えます。

４ 目標に向けて行動を促す

1）GROW モデルを理解する

　学習者の意欲を高め，目標達成を促す上で役に立つのが，**GROW モデル**＊です。目標から具体的な行動を計画するためのコーチングの基本スキルで，目標設定，現状把握，方法の選択，目標達成の意思確認の4段階で進めていきます。それぞれの段階の頭文字をとって GROW モデルと呼ばれています（**図4**）。

　基本的に指導者が学習者に質問を投げかける形で進めます。学習者自身が，目標やその達成に向けた質問に答えることにより，目標達成に向けた動機づけを促すことにもつながるのです。

2）目標と現実のギャップを明確にする

　定めた目標に対する現状のギャップを明らかにすること，つまり現状把握が必要です。いくつかの観点で現状把握を行います。たとえば，学習目標を達成するにあたって学習者がどのような認識や能力をもっているか，学習者がどのような環境にあるのか，利用可能な資源をもっているか，協力者が得られるのかなどです。

　ときには，目標と現状のギャップを埋める見通しが立たない場合もあります。学習者に意欲があっても，さまざまな事情で行動に移せない状況も想定されます。このような場合は，設定した目標を見直すところから始めるようにします。

3）最適な方法を選択する

目標達成に向けた方法は 1 つとは限りません。複数の選択肢があるほうが最適な方法を選択しやすいでしょう。学習者側から多くのアイデアを出せるように促したり，指導者側からいくつかの選択肢を提案したりするのもよいでしょう。

どの方法を選択するかについては，実行可能性，予算や時間などのさまざまな観点から判断基準をいくつか決めておくようにします。効果的な学習方法であったとしても，学習者にとって実現が難しい方法はあまり望ましくありません。費用対効果や，学習者の負担などを考慮しつつ，最適な選択を促すことが重要です。

Goal：目標設定

> 患者「医師から食生活を改善して血糖値を下げるように言われました」
> 看護師「最近の空腹時血糖値はどれぐらいでしたか」
> 患者「120 から 130 mg/dL です。このままだと糖尿病の治療が必要になると言われました」
> 看護師「そうですね。では，どのような目標を立てましょうか」
> 患者「食生活を改善して空腹時血糖値を 120 mg/dL 以下にしようと思います」

Reality：現状把握

> 看護師「普段の食事について気をつけていることはありますか」
> 患者「外食は控えて自分でつくるようにしています。砂糖の使用は減らすようにしています」
> 看護師「それはよいことですね。果物やジュースはとっていますか」
> 患者「果物は毎日とるようにしています。また，ジュースも毎日飲んでいます」

Will：目標達成の意思確認

> 看護師「ハーブティーはいろいろな種類があるので楽しく続けられそうですね。いつから始めましょうか」
> 患者「この後，スーパーに寄って，探してみます。美味しいものがあったらお知らせしますね」

GROW モデル

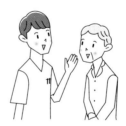

Options：方法の選択

> 看護師「日常の糖分摂取量を減らすには，どのような方法があると思いますか」
> 患者「間食をしない，糖分の少ない果物を選ぶ，ジュースをやめるなどでしょうか」
> 看護師「そのなかで実行できそうなものはどれですか」
> 患者「ジュースをやめて，ハーブティーにするのなら私にもできそうです」

図 4　GROW モデルを適用した会話例

4）目標達成に向けた意思を確認する

何をするかが決まれば，目標達成に向けた行動をとることを学習者が決意できるように導きます。いつから始める，最初に何をするか，などの具体的な行動について確認しておきましょう。

また，学習目標が達成されているかを評価したり，計画通りにいかなかった場合に対応したりできるように，適宜，途中経過を報告する機会を設けましょう。報告，連絡，相談の方法についてもあらかじめ決めておくとよいでしょう。

> **ワーク**
>
> - 患者さんがあなたに対して気軽に話せるようになるにはどのような工夫が必要でしょうか。
> - 言いにくいことを伝えるときに，どのようなクッション言葉を使うとよいでしょうか。あなたが使いやすいクッション言葉を5つ以上あげてください。
> - GROW モデルはどのような場面で活用できるでしょうか。具体的な場面を設定して，進め方をまとめてみましょう。

10章 ディスカッションの技法

人はディスカッションを通して学習を進めることができます。効果的な学習につながるディスカッションへ学習者を導くにはさまざまな工夫が必要です。本章では、ディスカッションの意義を理解した上で、その具体的な技法を習得します。

◢ ディスカッションを理解する

1) ディスカッションの機会は多い

ディスカッションは、参加者が意見を交換したり、問題を解決したりするために行われます。看護現場でも、多くの機会でディスカッションが活用されています。患者さんやその家族を対象とした糖尿病教室、マタニティ教室、高校生を対象とした職場体験、新人看護師を対象としたシミュレーション研修では、指導者による説明の前後に取り入れられていることが多くあります。あるいは実習の前後にも機会が設けられることもあります。

看護現場で行われているカンファレンスもディスカッションの1つと言えます。病棟内の問題を話し合う病棟カンファレンス、患者さんの問題を議論するチームカンファレンスなどがあります。ディスカッションは、日常生活や看護現場で行われていますが、教育的な意図をもって行うことで参加者の効果的な学習につながります。

2) ディスカッションの意義を理解する

ディスカッションの意義の1つは、お互いの意見や情報を交換することで理解を深めることです。同じような不安や悩みを抱えている人が、ディスカッションの中で情報を共有し、自分の置かれている状況について理解を深めることができ

ます。

　また，意見や情報を交換する中で，自分の悩みに対する解決策を示してくれる参加者がいるかもしれません。たとえば食事療法での工夫についてのディスカッションで，「周囲に糖尿病であると言って食事の誘いを断っている」や「目の前には食べ物を置かないようにしている」といった話を聞いたとします。こうした他者の工夫を知ることで，新しいアイデアを手に入れることができます。

3）ディスカッションは難しい

　参加者が集まればディスカッションになるかといえばそうではありません。全員が黙ってしまい，発言しにくい雰囲気になってしまうこともあります。1人あるいは数人が活発に発言する一方，話し合いに興味を示さない参加者が出てくるかもしれません。または，発言しなかったのに後になって「あの意見はおかしい」「あれは不可能だ」などと反論する人もいるかもしれません。また，わいわいと話し合いが盛り上がっているように見えてもうまくいっていないこともあります。関係のない話題で盛り上がっている状態や，全員が別々のテーマについて意見をしている状態も同じくディスカッションとしては適切とは言えないでしょう。

2　ディスカッションを準備する

　ディスカッションがうまくいかないのは，指導者の準備が足りなかったり運営のポイントを押さえていなかったりするためです。効果的なディスカッションを行うためにはどのような準備が必要なのでしょうか。

1）目的を決める

　ディスカッションを行う前に，何のために話し合うのかという目的を決めておきましょう。目的によって問いの立て方や議論の進め方が変わるからです。

　ディスカッションを通して，参加者の意見や体験を共有したい場合は，テーマについて参加者からできるだけ多く発言してもらいます。そして，意見の類似している点や対立している点を整理しながら，意見や情報をまとめていきます。意見を共有する中で，参加者個人が自分の考えを整理できるだけでなく，自分では気づかなかった視点を理解することができます。

　現実の問題を解決するためにディスカッションを取り入れる場合は，問題の共有，原因の分析，解決策の立案という流れで議論を進めます。たとえば，食事療法での工夫についてであれば，まず参加者が食事療法をする上で感じている問題を共有します。そして，その問題の原因について議論した後，その原因をなくすにはどのようにしたらよいかを議論していきます。さまざまな視点から原因や解決策について議論をすることで，参加者が自分の実生活の問題を解決するための

方法を考えることができます。

2）テーマを明確にする

　ディスカッションのテーマを明確にすることが重要です。たとえば「血糖値を下げるためのライフスタイル」ではテーマが大きすぎて議論がまとまらないかもしれません。そこで「食事療法をストレスなく行うための方法」「日常生活で運動量を増やす方法」「栄養バランスのよい食事をとる方法」というように，限定された問題をテーマとします。

3）口火を切る質問を準備する

　「食生活を改善するための方法について話し合いましょう」と突然伝えられても，参加者は戸惑ってしまいます。指導者は，ディスカッションが円滑に進むように，口火を切る質問を準備しておきましょう。**表8**は，ディスカッションを始めるための質問を，「共通の経験」や「理想」といった質問の種類から整理したものです。

4）参加しやすいレイアウトにする

　話し合いやすいように机と椅子のレイアウトを考えるのも，ディスカッションの準備に欠かせません。できれば参加者がお互いの顔を見えるように机と椅子を配置しましょう。**図5**は代表的な机と椅子のレイアウトを示したものです。

表8　ディスカッションを始めるための質問

種類	例
共通の経験	あなたが摂取エネルギー量を抑えるためにしている工夫は何ですか 血糖コントロールするために普段の食事で何に気をつけていますか
理想	栄養バランスのよい食事とはどのようなものでしょうか 高血糖を改善するためにどのような工夫をすべきでしょうか
争点	食事療法をしている人は外食をしてはいけないと思いますか
事例	今後，この事例の患者さんが食生活を改善するためにはどうしたらよいでしょうか

〔McKeachie, Wilbert J. and Svinicki, Marilla D.（2014）：Mckeachie's Teaching Tips — Strategies, Research, and Theory for College and University Teachers 14th Edition, pp41-44, Wadsworth Cengage Learning を参考に作成〕

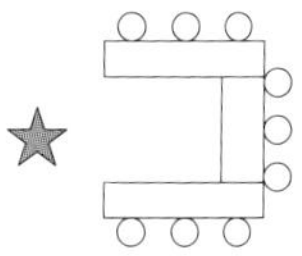

	コの字型
★	カタカナのコの字の形で机と椅子を配置。指導者がそれぞれの学習者と直接的にコミュニケーションをとり，室内を自由に動くことができる
	会議型
★	学習者が机を囲んで座る配置。意思決定や問題解決を図るためのクラス全体でのディスカッションに適している
	アイランド型
★	4～6名の学習者が，机を囲む形でグループごとに座る配置。グループ内のコミュニケーションを活性化できるため，グループでの活動に向いている

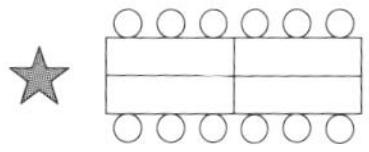

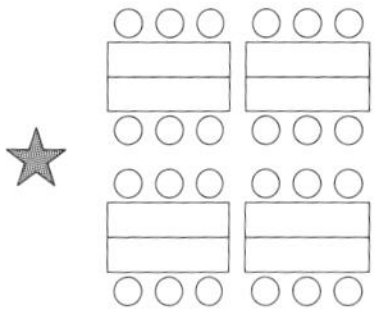

図5　ディスカッションに適した机と椅子のレイアウト
★は指導者，○は参加者

3 ディスカッションを導く

1) 静かに答えを待つ

　参加者からの発言がないと指導者は不安になり，「誰も意見はないのですか」「もっと自分の意見を言ってください」など発言を強いるような傾向があります。しかし，このような言い方は，参加者を萎縮させてしまうことがあります。指導者は，沈黙を恐れず，静かに参加者からの発言を待ちましょう。

　ただ，沈黙が10秒以上続く場合は，指導者が発言を促す必要があります。「最初に発言をするのは勇気がいりますよね」「みなさん深く考えているようですが，どんな考えが浮かびましたか」と参加者の気持ちや行動に理解を示しつつ，発言を促します。

2) 発言に対応する

　参加者が発言をしたら，その発言に対して指導者は対応します。発言した参加者にのみ対応するのではなく，参加者全員に伝えるようにしましょう。主な対応の方法を**表9**に示します。

　もちろん，すべての発言に言葉で対応する必要はありません。指導者が言葉で対応することで，ディスカッションの流れを止めてしまうことがあるからです。うなずく，指し示すなどの**非言語コミュニケーション***で参加者の発言に対応することもできます。

表9　発言への対応の方法

発言の特徴	対応	例
発言が長い	わかりやすく言い換える	「(まとめると)インスリン作用の効果を高めるために，3食の量をほぼ同じにしているのですね」
主張がわかりにくい	ポイントを強調する	「発言のポイントとしては，自分の食事の目安量を理解して外食することが重要ということですね」
発言が抽象的	具体的に説明することを求める	「飲み会でアルコールを断る方法についてもっと聞きたいですね」 「もう少し詳しく説明してもらえますか」
説明が足りない	発言を広げる	「ほかの方，今の意見に付け加えることはないでしょうか」
視点が狭い	視点を広げる	「着眼点はすばらしいのですが，栄養のバランスという視点から見たらどうでしょうか」
発言に独創性がある	独創性を評価する	「その工夫は，私も気づいていなかったものです。確かに，よい工夫ですね」
明らかに間違った発言	前提を確認する	「なるほど。なぜ，そう思われたのですか」

〔バーバラ・グロス・デイビス(香取草之助監訳)(2002)：授業の道具箱．p109，東海大学出版会を参考に作成〕

3) 軌道を修正する

　ディスカッションが活発に行われていても，本題からそれてしまうことがあります。そのような場合は，指導者は軌道修正のために適切に介入するようにします。ただ，軌道修正する際には，参加者の意欲をそがないように配慮することを忘れてはいけません。

　本題からそれている場合は，ディスカッションを一度中断し，本題に戻す必要があります。「少し話の方向がずれてきたようです。もう一度，今日の本題である食事の栄養バランスが偏る原因について確認してから，議論を再開しましょう」「みなさんの意見は興味深いのですが，時間が限られているので，ストレスなく食事療法を行う工夫についても議論していきましょう」など方向性を指示しましょう。

　前提に誤りがあると判断される場合は，根拠を確認する必要があります。「おっしゃっている意味はわかります。ですが，なぜ，それが食生活の改善につながるのかを説明してもらえますか」など具体的な根拠を説明してもらうようにします。

4) ディスカッションを締めくくる

　ディスカッションをどのように締めくくるかは大切です。時間切れでなんとなく終わった，ということだけは避けなくてはなりません。終えた時に少しでも何かが明らかになったという気持ちに参加者がなることが重要だからです。

　指導者が全体で話し合われた内容をまとめてもよいですが，参加者を数人指名して話し合った成果をまとめてもらってもよいでしょう。

4 ディスカッションを活性化させる工夫

1）アイスブレイクを取り入れる

　知らない人といっしょに話し合うのは，多くの人が緊張や不安を感じるものです。参加者が緊張や不安を感じている状況では自分の意見を言うことは難しく，ディスカッションが円滑に進みません。初対面の人が集まっている場合は**アイスブレイク***を実施し，参加しやすい雰囲気をつくりましょう。最初に参加者が簡単に自己紹介をするだけでも，参加者の緊張や不安を和らげることができます。

　以下の 2 つの手法は，指導に簡単に組み込むことのできるアイスブレイクの例です。

① 3 つ選んで自己紹介

　決められたテーマから 3 つを選び，そのテーマをもとに参加者が自己紹介を行う手法です。自己紹介で何を話したらよいか困らないように，あらかじめ「出身地」「家族」「好きな食べ物」「好きな運動」「余暇の過ごし方」「悩み」などのテーマを設定し，それらのテーマが記された紙を配付します。参加者個人に，自分が自己紹介で話しやすいテーマを 3 つ選ばせ，丸で囲ませます。選んだ 3 つのテーマをほかの参加者に見えるように示しながら，3 つについて 1 分で自己紹介してもらいます。

② 他者紹介

　ペアでのインタビュー活動とグループでの他者紹介を通して，交流を深める手法です。まずは，3 分間や 5 分間など時間を決めてペアで自己紹介とインタビューをします。指導者があらかじめ自己紹介やインタビューの相手にたずねる項目をいくつか設定してもよいでしょう。ペア同士で，4 名グループになり，インタビューした相手のことを，ほかのメンバーに紹介します。

2）事前に考える時間を設ける

　ディスカッションを始める前に，参加者がテーマについて考える時間を設けます。参加者は，発言する内容について検討できるため，発言しやすくなります。また，参加者がテーマについて深く考えることができます。

　テーマについて考える時間を設けたときには，アイデアを紙に書くように指示をしておくとよいでしょう。アイデアを書いた紙を見ながら発言できるため，話すのが苦手な参加者も発言しやすくなります。複雑な内容を扱う場合，事前にプリントなどを配付しておくとよいでしょう。

3）ルールを示す

　ディスカッションを始める前に，指導者は参加者に対してルールを提示する方法があります。場の雰囲気をつくる基本方針となるため，グランドルールとも呼ばれます。ルールを提示することで，参加者が安心して参加することができます。万が一，途中でルールのことを忘れた参加者がいる場合は，「みなさん，ルールを覚えていますか。もう一度，確認しましょう」とルールを確認するようにします。事前に提示するルール例として，**表10**のようなものがあります。

4）ホワイトボードを活用する

　ホワイトボードや黒板がある場合は，参加者の発言のポイントをホワイトボードや黒板に書き込みましょう。ディスカッションの過程を可視化することで，参加者は何について話し合ってきたのかをすぐに理解できるため，それまでの流れにそった発言が出やすくなります。また，ホワイトボードに書かれたほかの意見に触発されて，参加者が発言をしやすくなります。最後に，指導者がホワイトボードに書かれた内容を整理すれば，全体をまとめることができます。

　ホワイトボードなどに参加者の発言を書くときには，すべての意見を尊重して書く，誰の意見であるのかを示さない，対立する意見を色分けする，意見を要約して書く，類似した意見を近くに書くなどの工夫もできるでしょう。

5）小さなグループに分ける

　参加者が多い場合は，まずは参加者を少人数のグループに分けてディスカッションをするとよいでしょう。人数が少ない方が，お互いの顔も見えるし，参加者の発言の機会を確保することができます。少人数グループで話し合った後，各グループで話し合った内容を全体で共有するようにします。

　どのようにグループを編成するのかについても，いくつかの方法があります。

表10　ディスカッションのルール例

・人ではなく考え方を批判する
・互いに名前で呼び合って議論する
・わからないことがあったら質問する
・すべての参加者が議論に参加することを促進する
・他者の考えが自分と異なっていても，その考え方を尊重する
・発言者はテーマにそって簡潔に話す
・議論が台無しになるようなことを言わない
・他者の発言をさえぎらない

〔中井俊樹，飯岡由紀子（2014b）：看護教員のための教授法入門④　学生を授業に巻き込む，看護展望39(5)：490をもとに作成〕

指導者が決める場合は，グループのメンバーの属性に配慮して編成することができますし，学習者が決める場合は，学習者の主体性を尊重することができます。無作為に決める場合には，参加者に番号を振ったり，トランプのカードなどを用いたりします。これによって，公平感を与えることができます。

少人数グループでディスカッションする代表的な方法として，以下の3つの**協同学習***の技法があります。

① バズ学習

少人数に分けて行う最も基本的な技法は**バズ学習***です。1950年代に日本の学校に導入されたディスカッションの技法です。参加者を6人グループに分けて，特定の課題に対して6分間にわたって議論させます。その後，グループでの議論の結果をもち寄って，全体で議論します。

6人で6分間というのは，30～40人の子どもがいる教室における目安にすぎませんが，参考になる数字といえます。6人という人数によって，ある程度多様な意見が出されることが期待できます。そして，1人あたり1分間程度発言できることになります。ただし，6人のグループの中ではあまり発言しない参加者もいるかもしれません。

ディスカッションに慣れない参加者を対象とする場合には，最初に自己紹介の時間をとったり，進行役を決めたりすることも有効です。

② シンク・ペア・シェア

シンク・ペア・シェア*は，さまざまな指導に取り入れることのできる技法です。文字通り，「1人で考える」，「2人組で話し合う」，「全体で共有する」の順序で議論させます。この技法の特徴は，最初に1人でじっくり考えさせた後に，話し合いのしやすい2人組から始めることで，全体でのディスカッションまでに段階的に活動が組み込まれているところです。

2人組という最も小さいグループで話し合うため，多人数でのディスカッションに慣れていない参加者であっても発言しやすい形態と言えます。ただし，2人組ということで多様な意見が交わされることは期待できません。

実施のポイントをいくつかあげておきましょう。まず，「シンク」として1人で

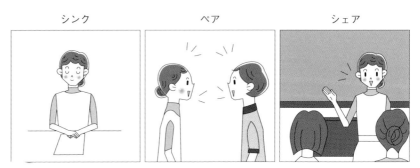

シンク　　　　　ペア　　　　　シェア

考える時間を十分確保します。この時間が足りないと，意見交換が不十分になります。意見を紙に書いてもらうのもよいでしょう。「ペア」については，状況に応じて4～6人のグループで意見交換してもらうこともできます。そして，「シェア」については，時間が足りないときは特定のグループだけに限定するのもいいでしょう。

③　ワールド・カフェ

　グループを変えながら多様な考え方を知ることができる**ワールド・カフェ**＊という技法があります（ブラウン，アイザックス 2007）。ワールド・カフェは，グループ内の成果を他のグループとの間でも共有する点が特徴的です。文字通りお茶を飲みながらのようなリラックスした雰囲気も意味されています。

　グループ内で一定時間ディスカッションをした後，1人を除いた他のメンバーがそれぞれ新たなグループに移動し議論します。そのため，他のグループでどのような議論がなされていたかを共有することができます。新たなグループ編成を何度か繰り返した後に，各グループの1人がまとめの報告を全員に行い，議論の結果の共有を行います。たとえば4人のグループであったとしても，2度のメンバー変更があれば，最後の議論では64人分の意見が集約されることになります。模造紙と1人1本のペンを用意し，自由に書きながら進めると円滑な議論につながるでしょう。

ワーク

- ディスカッションを始めるために指導者はどのような準備が必要でしょうか。
- ディスカッションが本質的でない話題にそれてしまったときに，どのように軌道修正をしたらよいでしょうか。
- 積極的に意見を出さない参加者がいる場合，指導者としてどのような工夫が必要でしょうか。

11章 リフレクションの技法

人は経験から多くを学びます。この経験からの学びに欠かせないのがリフレクションです。本章ではリフレクションの基本的な過程を理解した上で，個人と集団に対してリフレクションを促す具体的な技法を習得します。

1 経験を学びに変える

1）人は経験から多くを学ぶ

学習は机に向かっているときだけで行われると思っていませんか。そんなことはありません。みなさんは学校生活以外にもさまざまな経験をしていますが，その経験からも多くのことを学んでいます。たとえば，アルバイトの経験からコミュニケーションの方法について多くのことを学習することができます。人は経験からとても多くのものを学んでいるのです。

学校を卒業して，社会で働く中で経験から学ぶ重要性はとても高いものです。仕事や私生活での日々の経験は，大きな学習につながるからです。うれしい経験もつらい経験も自分を成長させてくれる経験になるはずです。

経験を学習に変えるには，**リフレクション***を行うことが必要です。適切なリフレクションは経験から得る学びの質を高めます。十分に理解して自分で実践できるとともに，後輩などの他者にリフレクションを促す支援ができるようになるでしょう。

2）学習を促すリフレクション

経験を思い出すだけでは学習を促すリフレクションとはいえません。学習を促すリフレクションにはいくつかの特徴があります。以下でその特徴を見てみま

しょう。

① 未来指向である

　リフレクションの目的は未来につながる学習をすることです。なかにはリフレクションを失敗した経験を後悔することと考えてしまう人がいますが，それは適切ではありません。確かに失敗した経験を振り返ることは大事ですが，そのときには「次に失敗しないためには何ができるだろうか」と未来のことを考えるのが重要です。リフレクションは未来の自分のために行うものと捉えましょう。

② 冷静に経験を捉える

　リフレクションを行う上で大事なのが，経験を冷静に捉えることです。失敗経験を振り返ろうとすると，つらさなどのネガティブな感情にとらわれ，冷静になれないかもしれません。楽しかった経験でも，気持ちが浮かれてしまってうまく振り返られないことがあります。感情の動きに振り回されることなく経験を捉えられるようになるのが，リフレクションの質を高めるのに必要になります。

③ 多様な観点から経験を捉える

　自分の経験をさまざまな観点から捉え直すことができると，リフレクションから多くの気づきを得られます。同じ出来事であったとしても観点を変えると，見えるものが変わり，そこから学べるものも変わってきます。「他者からはどのように見えていたか」「結果はよかったけど時間や労力がかかりすぎていなかったか」などの観点を複数用いながらリフレクションができると，学習に結びつけやすくなります。

3）リフレクションをいつ行うか

　リフレクションの対象となる経験の期間にはさまざまなものがあります。「今日の実習での活動を振り返ろう」という比較的短い経験のリフレクションから，「看護師としての3年間を通じて自分がどれだけ成長できたのかを振り返ろう」と数年単位やそれ以上の長い時間にわたるような経験を対象にしたリフレクションもあります。

　短い時間の経験に対するリフレクションでは，日々の生活や仕事の場に則した具体的な改善のためのアイデアを導くことができるでしょう。他方，長い時間にわたる経験のリフレクションは，自分の生き方や将来どうありたいかを考える上で重要になります。毎日どこかに一日を振り返る時間を設けること，大きな節目にそれまでの自分を振り返ることを意識的に行うとよいでしょう。

　また，初めての経験，非常に複雑で困難な課題に取り組んだ経験は，成長の契機となります。そのような経験は，きっとあとで**一皮むけた経験***と呼べるもの

となるはずです。これらの経験のあとには意識的にリフレクションを行うようにしましょう。

4）記録によってリフレクションを促す

　経験を何らかの形で記録することはリフレクションにとって重要な行為です。まず記録を書こうとすることそのものがリフレクションの機会となります。言葉にしようとすることで，自分の経験を振り返ることになるからです。また，残した記録はしばらく時間を経た後でもリフレクションの材料とすることができます。記録が蓄積されることで中期的な期間にわたる経験のリフレクションも可能になります。

　看護の仕事の中ではさまざまな形で記録を残すことが求められます。看護記録，カンファレンスの記録，議事録などがそうです。個人にかかわるものにも，受け持ち患者さんの観察記録や看護問題の評価などの定期的な記録から，状況に応じて求められるインシデントレポートのような報告書もあります。これらはもちろんさまざまな業務上の目的のもとに行われています。ただ，それに加えてこれらの記録をリフレクションの材料と捉えることもできます。看護学生が行う実習でも多くの記録が求められます。実習中のノートやメモも大切な記録です。ぜひリフレクションに結びつける意識をもつようにしてください。

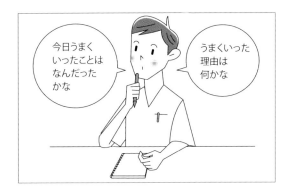

2　リフレクティブサイクルを理解する

　いきなりリフレクションをしようとしても，その実行は難しいものです。そこでモデルとして**リフレクティブサイクル***を紹介します。ある経験をどのような順番で，どのようなことに気をつけながら振り返ればよいかを示したものです。これはコルブによる**経験学習***のモデルをより実践的に詳細化したものです。経験の中でその人が何を感じ，考えたかに注目している点が特徴です。**図6**にこのモデルを示し，また**表11**に具体的な例を示しました。

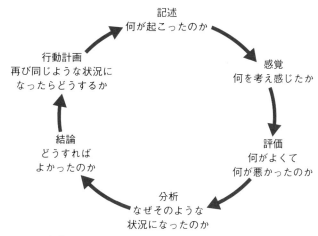

図6　ギブスのリフレクティブサイクル

Gibbs(1988)を参考に作成

表11　リフレクティブサイクルにそったリフレクションの例

記述	実習で実施したバイタルサイン測定で，コロトコフ音が聞きとれず2回測定することになってしまい，時間がかかってしまった。
感覚	久しぶりの実習だったので不安を感じていた。また指導者が見ていたこともありずいぶん緊張していた。2回測定することになったときに患者さんに苦痛を与えてしまったと自分を責めてしまった。
評価	全体の手順そのものはある程度できていたと思うが，「聞こえない」と感じ始めたときから，測定そのものよりも患者さんや指導者のほうが気になり始め，焦りや緊張を覚えたのはよくなかった。
分析	以前の実習ではうまくいったため，大丈夫だという油断が生じていた。コロトコフ音が聞こえないときにどうすればよいか復習が足りなかった。
結論	前回の実習から期間が空いてしまっていたのでその間に復習をすべきだった。また実習ではいろいろな患者さんを相手に測定を行うので，手順だけでなく，測定時に想定される具体的な状況について学習した上で臨むべきだった。
行動計画	次の実習に向けて復習をするのと同時に，いろいろな患者さんに対応できるようにできるだけ多くの他の学生と練習する機会をもつようにする。練習では聞き取れなかったときの対応法についても整理し，実習のときに実施できるようにする。

1）経験を記述する

　まずは「何が起こったのか」という経験の客観的な状況の記述です。自分が何をしたのか，自分の周囲の人々が何をしていたのか，周囲はどのような状況だったのか，結果的にどんなことが起こったのかなどを可能な限り詳細に記述します。ここではできる限り客観的に出来事を記述することが大切です。

2）自分の感覚を言葉にする

　経験の中で，自分が「何を考え感じたか」といった主観的な状況を言葉にしていきます。場合によっては激しい感情の動きによって，経験の把握がうまくできていないことがあります。そのことに気づくために自分の感覚や思考について冷静に思い返す必要があるのです。なかには言葉にするのが難しいものもありますが，言葉にしようとすることで，当時の自分について気づくことがあるはずです。

3）経験を評価する

　自分の経験について，「何がよかったのか」「何がよくなかったのか」を評価します。1つの経験であっても，うまくいった要素もあれば，うまくいかなかった要素もあるはずです。たとえば失敗した経験についてであれば，「すべてがよくなかった」とするのではなく，「○○はよかったが，○○はよくなかった」と経験の中のさまざまな要素について評価を行います。経験を詳細に捉えることを意識するとよいでしょう。

4）経験を分析する

　評価を行ったそれぞれの要素について，「なぜよかったのか」「なぜよくなかったのか」を分析します。よかった要素，よくなかった要素について，その原因や背景を深く考察することだと言えるでしょう。よくなかったと評価した要素であれば，「自分が○○に気がついていなかったから」「急に状況の変化に対応することができなかったから」など，原因を挙げるようにします。さらにこの時，「なぜ，○○に気がつかなかったのか」「なぜ，急な状況の変化に対応できなかったのか」と分析を深めることも大切です。

5）結論を導く

　「どうすればよかったのか」という結論を導きます。ここで大切なのは，まず自分のとりうる行動についての結論であることです。置かれた状況で，自分が何を行うのが最善だったのかを考えます。また，日頃の自分の意識や行動について考えることも重要です。ある出来事の結果を左右するのは，その出来事にいたる前の意識や行動であることが多いからです。「日頃，○○しておけばよかった」「○○することを習慣にしていればよかった」などです。

6）行動計画を定める

　結論を導けば，それを活かせる行動計画を考えます。同じような状況になった時に，結論で導いた自分の行動を実行できるにはどのようなことを行えばよいかを計画します。中にはその状況に居合わせる前に準備しておくべきこともあるでしょう。また，現実には過去と全く同じ状況が生じることは少ないことから，適用できる状況を想定し，その時にはどのような行動をとるべきかについても考えておくとよいでしょう。

3 リフレクションを支援する

　指導者として他者のリフレクションを支援することが求められる場面があります。指導者は支援を通じて，相手が質の高いリフレクションを自律的に行えるように促すことを目指します。ここではその支援の方法を紹介していきます。

1）リフレクションの意義を示す

　まずリフレクションが成長に欠かせない大事な学習の機会であることを伝えましょう。忙しかったり，精神的につらい状況になったりするとリフレクションの意義を見失ってしまう人がいるかもしれません。不慣れな環境でうまくできないこともあり得ます。またリフレクションを，失敗を悔いる場面と思い込んでいる人もいます。そこで支援にあたっては，学習を促すリフレクションがどのようなものかを示すようにしましょう。指導者が自分自身の経験のリフレクションからどのような学習を行うことができたかを具体的に紹介するのもよいかもしれません。

2）問いかけによって手順を示す

　リフレクションの支援にあっては，問いかけが基本的な方法になります。リフレクションでは，自分の経験から気づきを得ることが大切だからです。

　リフレクションの支援における問いかけにはいくつかの効果があります。まず，問いかけを通じてリフレクションの手順を相手に意識づけることができます。先のリフレクティブサイクルに従った問いかけをすることで，相手はどのような順序で行えばよいかを学習できます。また支援する側としては問いかけに相手が答える様子から相手がリフレクションにおいて苦手としているところを見つけることができるでしょう。

3）考える時間を与える

　問いかけに対して相手が考える時間をもつことにも留意しましょう。たとえば，激しく感情を動かされた出来事など，相手がすぐに言語化できない事態が起こる場合があります。こうした機会は大きな学習に結びつく可能性があるため，できる限り相手の言葉を待ちたいところです。こうした際に支援する側が「あなたが言いたいのは，○○っていうことだよね」といったように軽率に言葉を与えてしまうと，学習がうまく進まないことがあります。本人がその出来事を振り返るための時間をつくることも大事な支援です。

4）書くことで思考を促す

　リフレクションの内容を，口頭で話させるのではなく，リフレクションシートなどに書かせるという方法もあります。リフレクションを促す設問を記した紙を渡し，学習者に記入してもらいます。自分のペースで，ゆっくりと時間をかけられるので，学習者がしっかりと考えることができます。指導者は書かれたリフレクションシートに対して学習者に**フィードバック***を与えることで，学習者のより深いリフレクションを促すことができます。

5）経験を前向きに捉えるよう促す

　リフレクションがうまくいかない原因の1つに，ネガティブな思いにとらわれてしまう状況があげられます。失敗経験に落ち込んでしまい，これ以上その経験を思い出したくないと拒否してしまうのです。意義がわかっていても，こうした感情にリフレクションが阻害されてしまうことがあります。

　このときには経験の捉え方がほかにあることを指導者が示すのが有効です。「失敗の経験は成長の機会だ」「叱られたのはその人への期待の表れだ」など，同じ出来事でも違った捉え方ができるのです。こうした**リフレーミング***を指導者が示すことで，相手は前向きな経験の捉え方を認識し，積極的なリフレクションが期待できるでしょう。

❹　集団でのリフレクションを促す

1）集団でのリフレクションの意義を理解する

　看護技術を学ぶ中で，学習者同士でリフレクションを行う場面があります。たとえば，実習や教室でのシミュレーションによる学習の後で行われることがあります。こうした集団でのリフレクションのことをデブリーフィングと呼ぶことも

あります。

　同じ経験を集団でリフレクションすると，参加者がそれぞれの視点からリフレクションをするため，お互いに経験の捉え方が多様であると気づくことができます。同じ経験をしていても気がつくポイントは互いに異なるのです。この違いに気づくことで多様な経験の捉え方を知り，関係する人々がその経験の中で何を感じたり考えたりしているかについて共感や理解を深めることが期待できます。

2）目的を共有する

　集団でのリフレクションでは，特にそのリフレクションが何のために行われるものなのかを確認し，参加者で共有することが必要です。集団でのリフレクションに先立ち，これからのリフレクションの目的，その目的に向けてのリフレクションの流れを参加者と一緒に確認してから始めるようにしましょう。いざ始まると目的を見失うこともあるため，ホワイトボードに板書しておくなど常に参加者が確認できるようにしておくとよいでしょう。参加者同士の議論が脱線したときに，目的を再度確認するよう促すこともできるはずです。

3）参加者同士の議論を促す

　集団でのリフレクションでは参加者だけで話し合う時間をもつことも意識しましょう。指導者が口をはさみすぎると，参加者はリフレクションを自分で行うことよりも指導を受けることの方に意識が向いてしまいます。指導者は議論の方向性をある程度示したら，あとは参加者同士に委ねましょう。このときにたとえば1枚のホワイトボードを前に参加者が書きこみを行ったり，模造紙に付箋を貼り付けたりしながら話し合いを行うことで，リフレクションを活性化させることができるはずです。

　ただし，参加者同士のリフレクションを促すために指導者の介入が必要な場合があります。特定の参加者ばかりが話してしまう状況であれば，発言の少ない参

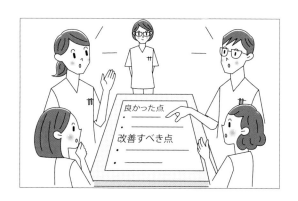

加者にも発言を促すことでできるだけ多くの参加者に話してもらうようにしましょう。また他の参加者に対して否定的，攻撃的な言動をする参加者には注意をすべき場面もあるかもしれません。参加者同士の議論が進まなくなったときに，新しい視点からの問いかけやリフレーミングの方法を示すことで，リフレクションを促すことができるでしょう。

4) 個人でのリフレクションを組み込む

　集団でのリフレクションを活性化させる上で参加者同士の議論の場をしっかりとつくることが必要です。そのためには，いきなり全員での議論に入るのではなく，個人で考える時間をつくるとよいでしょう。最初から他の参加者の前で発表するのは難しいため，その準備に時間をとるようにします。

　また集団でのリフレクションの後にも個人での時間をとりましょう。集団でのリフレクションで得た気づきを整理する時間になります。これによって参加者が他の参加者の視点を自分のものにしていくことが促されるでしょう。自分の視点がどのように変化したか，自分になく他の参加者にあった視点にはどのようなものがあったかなど具体的な問いかけを，指導者が示すとよいでしょう。

ワーク

- リフレクションとはどのような行為か自分の言葉で説明してみましょう。
- 実習などの自分の経験から1つ選んで，リフレクティブサイクルの中の問いかけに答えてみましょう。
- 大きな失敗をして落ち込んでいる後輩がいます。この後輩の失敗経験のリフレクションを促すためにはどのような工夫ができるでしょうか。

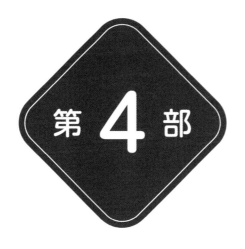

第4部

キャリア開発と
学習

12章 看護師としての学習を理解する

職場での学習は，学校での学習とは異なります。学習者はさまざまな機会を活用し，主体的に学んでいくことが期待されています。本章では，看護師としての学習の特徴を理解し，さらに学習に対して期待される姿勢を理解します。

1 看護師としての学習の特徴

学校を卒業し看護師国家試験に合格しても看護師としての学習は完結しません。看護師の業務を適切に進められるようになるには継続的な学習が必要です。ここでは看護師としての学習にはどのような特徴があるのかを見ていきましょう。

1）学校での学び方とは異なる

学校における学習というと，教科書に定められた内容を同年齢のクラスメイトと机を並べて学ぶというイメージをもつ人が多いでしょう。しかし，成人である看護師の学習では，そのような定められた内容やクラスメイトと学び合う場が必ずしもあるわけではありません。また職場での学習において筆記テストなどを受けることも多くはないでしょう。

看護師としての学習は，子どもの学習と異なる**成人学習***です。成人学習にはいくつかの特徴があります。まず成人学習は学習者本人による自律的な学習を基本としています。何を学ぶか，どのように学ぶかを考え，判断するのは学習者本人です。また，具体的な課題が学習の動機であることも重要な特徴です。看護師としての仕事の中で直面した課題や，看護師としてのさらなる成長をするための課題が学習を促します。さらに，経験が重要な学習資源になることも挙げられます。職場での学習では，仕事の経験そのものから学ぶことが多くなっていくのです。

2) 暗黙知が存在する

　あなたは口笛を吹くことができますか。一度口笛の吹き方を覚えると，吹き方を忘れることはありません。口笛が吹ける人にとっては簡単なことです。しかし，口笛を吹くには複雑な技術が必要です。同時にその吹き方を言葉で説明するのも難しい作業です。「そっとローソクを吹き消すような口の形で」「唇を少しすぼめてヒューと発音するように」「唇を湿らせて」などと言葉で説明しても，吹けない人を吹けるようにするのは容易ではありません。

　暗黙知*といわれる種類の知識があります。それは言語化されていない知識のことです。中には言語化できるものもありますが，口笛の吹き方のように言語化が難しい暗黙知も多く存在します。

　看護の現場においてはさまざまな暗黙知の学習も求められます。看護技術の中には，実際にやってみることはできるにもかかわらず，それがなぜできるのかをうまく説明できないものが含まれることが指摘されています（ベナー 2005）。そのような看護技術を指導する際には，可能な範囲で言語化しながら，その時の感覚を伝えたり，実際に見本を示したりすることで補完する工夫が求められます。

3) 3つの形態の学習を理解する

　看護師としての学習は**OJT***，**Off-JT***，**自己啓発***の3つの形態に分けることができます。それぞれどのような形態の学習なのか見ていくことにしましょう。

① OJT

　OJT（On the Job Trainig）は仕事を通じて学ぶ形態です。日常の仕事を通じて上司や先輩から必要な知識，技能，態度などを学びます。新人看護師の育成において，OJTが制度として活用されているのは**プリセプター制度***でしょう。この制度によって**キャリア***の初期ではマンツーマンによる指導が中心になります。新人看護師は先輩看護師の実践を観察し，助言をもらいながら学習していきます。

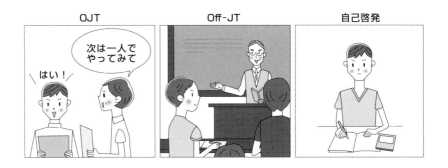

| OJT | Off-JT | 自己啓発 |

② Off-JT

　Off-JT（Off the Job Training）は仕事の場を離れて研修から学ぶ形態です。所属機関の看護部が運営する新人看護師研修が代表的な例です。Off-JT では，日常の業務からだけでは学べないような専門的な知識の習得が期待できます。また業務から離れるため学習に専念できることも利点です。研修の実施形態によっては異なる所属機関の参加者との人脈を形成することもできるでしょう。

③ 自己啓発

　自己啓発は自らの意思で学ぶ形態です。読書，ボランティア活動，資格取得などがその代表例です。仕事に直結するものもあれば，自分の人生を豊かにするために行われるものも含まれます。看護師はさまざまな背景をもった患者さんと接するため，自己啓発によって得られた知識や能力を生かせる場面も多くあります。所属機関によっては自己啓発を支援する制度をもっていることがあるので活用するとよいでしょう。

2 熟達化を理解する

1）長期的な成長を理解する

　看護師は長いキャリアの中で成長を遂げます。その長期的な成長をとらえる際に，**熟達化**＊という視点をもつとよいでしょう。熟達化とは，経験を積んで多くの知識や能力を獲得するまでの長期的な学習過程を指す用語です（金井・楠見編 2012）。熟達者とは，熟達化の過程を経た人のことを言います。

　熟達者は，①最もよい解決策を生み出すことができる，②目の前に起こる出来事の特徴に気づくことができる，③問題を質的に分析するのに十分な時間をかける，④自己の状態をモニタリングすることができる，⑤成功しやすい戦略を選ぶことができる，⑥状況に適応しようとすることができる，⑦知識や戦略を見つけるための認知資源を最小限ですませることができる，といった特徴をもつと言われています（Chi 2006）。

2）熟達化には段階がある

　それでは，看護師が熟達者になるにはどのような過程をたどる必要があるのでしょうか。熟達化は，定型的な業務を最初に学び，その経験をもとにさまざまな場面で身につけたことを応用できるようになることにより進んでいきます。

　看護師の熟達化の過程を示すモデルとして有名なものに，ベナーによる臨床看護の実践技能の習得段階があります（ベナー 2005）。**表 12** のように，「初心者」「新人」「一人前」「中堅」「達人」の 5 段階に分けられています。

　初心者は業務に必要な知識や能力だけでなく，業務が生じるタイミングや業務の意味などの文脈も理解していません。したがって，何をどのようにすればよいのかについては，指導者が細かく指示しなければなりません。指導を受けながらいくつかの業務を経験していくうちに，決まった業務を行うための知識や能力を習得し，新人の段階になると少しずつ業務の文脈を理解できるようになります。そして，さまざまな状況でも能力を発揮でき，意思決定が1人でできるようになれば，一人前の段階です。意思決定を行うべき問題発見やその解決方法を考えることができます。

　一人前の段階を越え中堅の段階になると，意思決定を行う際により広い視野でものごとを捉えようとします。また，他者の支援がなくても自分でものごとを振り返り，業務の進め方を1人で改善することができるようになるのも，この段階の特徴です。最終段階である達人の段階では，その時々の状況を素早く見極め，直観的に適切な判断を行えるようになります。ただし，その判断の根拠は言語化できるものとは限りません。経験をもとにした直観が根拠になることもあります。

3）熟達化に向けて学習する

　熟達者になるには長い時間が必要です。たとえば，学生時代にいくらまじめに学び優秀であっても，新人看護師として臨床に出れば一般的な看護師には遠く及びません。熟達者に至るまでには多くの経験が必要となり，多くの経験を積むためには，一定の時間が必要なのです。

　一般的に，各領域の熟達者となるためには，10年ほどの経験が必要だとされています（Ericsson 1996）。これを熟達化の10年ルールと呼ぶこともあります。

表12　ベナーの看護師のキャリア段階

レベル	経験年数	特徴
初心者レベル（Novice）	看護学生	置かれた状況に対して経験がないために，原理原則にのっとった行動はかなり限定され柔軟性もない
新人レベル（Advanced Beginner）	卒後2年以内の看護師	かろうじて及第点の業務をこなすことができる
一人前レベル（Competent）	同じまたは類似した状況で2～3年働いている看護師	直面した状況を整理し，問題を分析し，ある程度の予測をもとに計画したり行動することができる
中堅レベル（Proficient）	類似した患者集団を対象に3～5年間働いている看護師	状況を局面の視点ではなく全体として捉え，格率に導かれて実践を行う。自分自身の知識や能力に自信をもち，目標や状況の変化に柔軟に応じることができる
達人レベル（Expert）	達人レベルに達する経験年数を標準化することは困難	膨大な経験を積み，状況を的確に把握して正確な問題領域に的を絞ることができる

〔パトリシア・ベナー（井部俊子監訳）（2005）：ベナー看護論 新訳版―初心者から達人へ，pp17-32, 医学書院を参考に作成〕

ただし，誰もが熟達者の段階に到達できるわけではなく，熟達化のペースは人によって異なります。

　熟達者になるためには，経験の量だけでなく，経験の質も重要です。このときに必要と言われているのが，よく考えられた実践と呼ばれるものです（Ericsson et al. 1993）。よく考えられた実践とは，①課題が適度に難しく明確であること，②実行した結果についてフィードバック*があること，③誤りを修正する機会があること，といった 3 つの条件を満たす経験のことをいいます（松尾 2011）。

3 専門職としての学習

1）専門職としての看護師

　看護師は専門職*として広く認められている職業です。専門職は，高度な専門知識や能力を身につけるために常に学び続ける姿勢が求められます。特に科学の分野は日進月歩であり，求められる看護も常に変化しています。新しい薬剤，治療方法，医療機器，患者ケアの方法が，次々と生み出されています。

　一例として，褥瘡ケアの変遷をあげてみましょう。1990 年代には，除圧のため褥瘡好発部位には円座を使用することが望ましいとされており，実際に看護師養成機関で用いられる教科書にもそのような記述が見られました。看護学生の技術実習に円座の作製を取り入れている学校もありました。しかし，その後のさまざまな研究の成果から，円座の使用は血管の圧迫による創部のうっ血や虚血，深部組織のずれと圧迫，体位制限などから，さらなる褥瘡悪化につながることが明らかになり，現在では円座は使用されなくなりました。つまり，実践の積み重ねや研究成果によって，求められる看護のあり方が変わるのです。

　また，看護師の役割の拡大も進んでいます。効果的な医療を提供するために，医療機関の中で看護師ができることを拡大させていく必要性が高まっているからです。新しい業務を遂行するには，そのための学習が必要になります。

　ある定められた知識や能力を身につけたとしても，それだけで生涯看護を行うことはできないのです。時代のニーズに合わせ，常に最先端の知識や能力を提供できるように，とりわけ看護師は生涯学習*が求められています。

2）専門職であり組織の一員である

　専門職の中には，組織に所属して活動する人と独立して活動する人がいます。看護師の場合，大半は医療機関に雇用されます。看護学生の大多数は卒業後，医療機関において勤務することになります。病院や施設などの組織に所属して活動するというのが，看護師の働き方の特徴の 1 つです。

　組織に雇用される専門職は，組織内専門職と呼ばれます。組織内専門職には 2

つの責任が求められます。1つは，専門的な知識や能力を発揮するという専門職への責任です。もう1つは，組織の一員であることを大切にし，組織に対して忠誠心をもつという職場に対する責任です。このように，組織に所属する看護師には，「看護師という専門職である」ことと「この医療機関の職員の1人である」ことによる2つの責任が求められるのです。

　組織に属する看護師が2つの責任を果たすためには，それぞれに対応する学習が求められます。看護師という専門職であるためには，どの職場でも役立つ看護の専門性を身につける必要があります。この過程は職業的社会化と呼ばれます。

　一方，職場で仕事をするには，その職場独自の仕事のやり方を学んだり，看護師以外の医療従事者の仕事内容を理解した上で協働したり，職場内の人脈を広げたりすることが必要になってきます。この過程は組織的社会化と呼ばれます。組織内専門職である限り，専門職であるための学習と所属組織で働くための学習の両方が期待されるのです。

3）職能団体や学会が担う役割

　専門職としての能力を高めていく際に重要な役割を果たすのが，職能団体や学会です。日本看護協会は看護職の職能団体です。各都道府県に下部組織として看護協会をもち，さまざまな活動を行っています。日本看護協会および各都道府県の看護協会では，看護職のための学習やキャリア開発を支援する研修の整備・実施をしています。また，専門性の高い知識や能力をもつ**専門看護師**＊，**認定看護師**＊，**認定看護管理者**＊の資格認定制度を運営しています。

　看護師が研究や実践報告を通して交流する学会も分野ごとにさまざまなものがあります。学会が主催する学術集会に参加したり，学術雑誌を読むことで最新の看護の研究の動向に触れることができます。学術雑誌の論文は，同分野の専門家による査読と呼ばれる評価を経て掲載されるため，一定の水準が保たれています。

　このように職能団体や学会は，専門職の能力の維持と向上のための学習を促す役割を担っています。

4 主体的な学習者を目指す

1）受け身の学習を乗り越える

　看護師であり続けるためには，自分で学習する方法と姿勢を身につける必要があります。先生に叱られるから宿題をする，テストがあるから学習するといった受け身の学習から転換することが求められます。「教えてもらっていないのでできません」という態度を続けていては，成長の機会を逃すどころか，まわりから

の信頼も得られなくなるでしょう。

　看護師は，専門職として常に学び続けなければならない職業です。キャリアの早い段階から自ら学ぶ姿勢を身につけておくべきです。自分にとって必要な学習はどのような内容なのか，それをどのように学習するのか，その学習はうまくいっているのか，などについて自分で主体的に考えていく習慣をもつ必要があります。難しいと思われるかもしれませんが，自分が選んだ学習は，他者から一方的に与えられる学習よりも，はるかに有意義なものとなるはずです。

2）先輩看護師から学習する

　日々の仕事そのものも学習の機会であると考えましょう。簡単なことから段階を経て重要な仕事を任されるようになる過程の中で看護師としての学習は進んでいます。そして仕事を覚えていく過程で，看護師としての自覚をもつようになっていきます。

　特にキャリアの初期は先輩看護師から直接学ぶことが多い時期です。最初のうちは，プリセプターなどの特定の先輩看護師，あるいはほかの先輩看護師が行う患者さんの観察やケアを見学し，次はいっしょにやってみる，というように段階的に仕事に参加していきます。見学は貴重な学習機会ですが，主体的な態度で取り組むことが重要です。先輩看護師はどのようなことに気をつけて実施していたか，自分の動作とどこが違っていたか，患者さんの反応はどうだったかなどをよく観察することが大切です。

　わからないことはその場で解決するのが望ましいのですが，患者さんの状態や業務の進み具合によってはすぐに質問ができない場合もあります。後で確認できるように，メモしておくのもよいでしょう。また，何でもすぐにたずねるのではなく，まずは自分で調べる努力をすることも大切です。

　新人のうちは，わからないことばかりで何をどう学習してよいか戸惑うことも多いかもしれません。先輩看護師にどのように学習しているのかをたずね，参考にするのもよいでしょう。

3）研修に主体的に参加する

　看護師には参加することが義務づけられているさまざまな研修があります。しかし，参加が義務づけられているからといって，すべての参加者が受動的に学んでいるわけではありません。研修中に疑問点を講師に質問したり，ほかの参加者と意見交換したりすることによって，与えられた研修の時間がより有意義な学習になるはずです。研修が終わってからも，研修内容を振り返ってレポートにまとめたりその内容についてさらに深く調べたりすることで，主体的に学ぶことができます。

　また，参加が義務づけられない研修もあります。病院や施設などの所属先を介さずとも，個人が自由に参加できる看護師向けの研修プログラムが数多く企画されています。日本看護協会，大学，民間企業，出版社など，さまざまな場所で研修，講習，セミナーなどが開催されています。これらの運営主体のウェブサイトやニュースレター，広告などに目を通し，情報を得ておくとよいでしょう。自分のニーズに照らし合わせて主体的に参加する研修を探しておきましょう。所属機関の外で実施される研修は，他機関の看護師との情報交換，ネットワーク拡大の機会にもなるため，参加した際には多くの人と交流するようにしましょう。

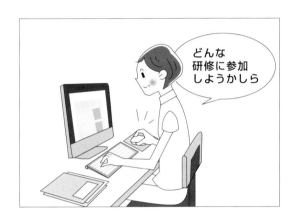

4) 看護を研究する

　看護師養成機関のカリキュラムには，看護研究に関する講義，**ケーススタディ***，卒業論文作成など，研究の素地となる学習内容が組み込まれています。看護における研究の必要性は誰もが認識しているところです。しかしながら，研究というと「難しそう」「自分にはできないのではないだろうか」という声を耳にします。臨床現場では，チーム内の看護研究に戸惑い，負担を感じる看護師も少なくありません。

　看護における研究の先駆者は，ナイチンゲールです。看護実践者，教育者であったとともに，すぐれた研究者でもありました。ナイチンゲールは統計学の知識を活用することで，イギリス軍の戦死者や傷病者に関する膨大なデータを分析し戦地の実態を明らかにしていきました。兵士の死亡率を下げ，治癒を促進するための政策や支援を訴え，多くの看護師たちとともに行動しました。さらに，当時の公衆衛生にも着目し，調査や分析結果をもとに，望ましい看護のあり方を著書として記しました。ナイチンゲール以降も，看護の研究者が数多くの研究成果や理論を発表してきました。つまり，すぐれた研究結果の累積によって，看護が発展してきたのです。

　研究は学会に所属する看護師や看護教員だけが実施する活動ではありません。看護に携わるすべての看護師が研究者となりえます。実際に，臨床現場の看護師

の素朴な疑問や患者さんへの思いが，研究成果となり技術の進歩につながった例も多くあります。安心につながるケア方法の開発，物品や器具の改善，リスクマネジメント，業務改善など，さまざまな領域で研究成果が活用されています。

　日常的に看護を実践する中で，看護の改善のためのデータをうまく収集し，分析し，考察し，新しい方法を考えて試行してみるというのは楽しい活動だと思いませんか。自ら問いを立てて調べていく研究は，最も主体的な学習と言えます。自らの知識や能力を高めるために研究に取り組んでみましょう。あなたの研究の成果が，看護の進歩につながるかもしれません。

ワーク

- 学校での学び方と職場での学び方にはどのような違いがあるのでしょうか。
- あなたの所属する都道府県の看護協会においてどのような看護師対象の研修があるのか調べてみましょう。
- 専門職としての看護師に求められる学習の姿勢とはどのようなものでしょうか。

13章 キャリア開発に向けて学習する

看護師として成長していく中でどのような学習の課題があるのでしょうか。看護師としてのキャリアにはさまざまな選択肢があります。本章では，看護師のキャリアの開発に向けてどのように学習を進めていけばよいのかを展望します。

1 看護師のキャリアを理解する

1) キャリアとは何か

社会人になると，キャリア*という言葉を頻繁に耳にするようになります。「あの人は看護師としてのキャリアが長い」と言えば，看護師としての職業経験が長いことを表します。また，看護師以外の職業経験や社会活動経験をもつ人に対して，「彼女はいろいろなキャリアをもっている」といったような表現をする場合もあります。

キャリアは，「長期的な仕事生活における具体的な職務・職種・職能での経験と，それら仕事生活への意味づけや，将来展望のパターン」と定義されます（金井 2002b）。

2) 看護師のキャリアにおける4つの動き

看護師という職業におけるキャリアは，昇進・昇格，勤務異動，役割取得，スペシャリストという4つの観点から考えることができます（勝原 2007）。

昇進・昇格

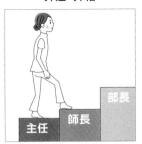

勤務異動

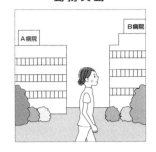

役割取得

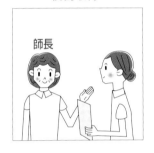

スペシャリスト

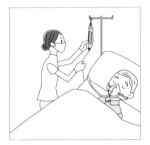

　多くの病院や施設では，ある程度の経験年数を経るとキャリアアップのために配置転換が行われます。仕事内容や勤務体制，個人の事情などから，自ら配置転換を希望したり，勤務先を異動する看護師も少なくありません。また，臨床経験が3〜5年くらいになると，プリセプターなどの新人指導を任されるようになります。臨地実習指導や教育担当などを任される場合もあります。主任や師長などの管理職につく場合には，看護業務に加えてマネジメントの役割や成果が求められるようになります。

　認定看護師*や**専門看護師***などのスペシャリストを目指す場合は，仕事と学業の両立のために勤務時間や内容の調整が必要になることや経済的な問題が生じることもあり，なかには休職・退職して学業に専念する場合もあります。看護師という職業を継続する限り，このようなキャリアの転換の機会が誰にでも訪れるのです。

3) クリニカル・ラダー

　クリニカル・ラダー*とは，看護の専門知識や能力を段階的に身につけられるよう計画されたキャリア開発プランです。1970年代のアメリカで開発され，もともとはすぐれた看護実践の指標として用いられていたものが，やがて看護師の研修の体系や，評価や昇進の制度のためにも使われるようになりました。わが国では1990年代から導入され始め，現在では多くの病院・施設で取り入れられて

います。

ラダーとは梯子のことであり，臨床実践能力は梯子を登るように段階的に高まっていくということを示しています。クリニカル・ラダーは，複数の領域と各能力の段階とが組み合わさった構造をしているのが一般的です。日本看護協会は標準的なクリニカル・ラダーを公開しています（日本看護協会 2013）。これを参考に多くの病院や施設で独自のクリニカル・ラダーがつくられ，各レベルに応じた教育や評価が行われています。

2 看護師のキャリアの課題

1）看護師が直面する壁

異動や昇進・昇格などは，看護師にとってキャリアの転機になるとともに壁にもなります。このほかにも，職場にうまく適応できなかったり，仕事への意欲が喪失したり，出産や介護などに伴って仕事の継続が困難になることもあります。そのようなキャリアにおける課題を克服することができなければ，残念ながら離職につながってしまう場合もあります。

看護師不足と離職は長年の深刻な問題であり，これまで離職防止のためのさまざまな取り組みが推進されてきました。看護師の離職率は2割前後で推移しています。また，看護師の資格をもちながらも看護師として働いていない**潜在看護師***も一定数存在しています。

これらの傾向から，看護師が同じ職場で仕事を続けていく上で何らかの困難が生じていること，雇用形態を変えたり職場を移ったりしながら就労を続けていることが推測されます。

2）リアリティ・ショック

リアリティ・ショック*は，看護職のみならず，学生から社会人になろうとするすべての者に大なり小なり生じる現象です。リアリティ・ショックは，「高い期待と実際の職務での失望経験との衝突」と定義されています（Hall 1976）。

実際のところ新人看護師の大半が，リアリティ・ショックを経験するようです。中には自分は看護師には向いていない，このような職場で働き続けることはできないと早期に離職してしまう新人看護師もいます。欧米ではこの時期は移行時期と呼ばれ，不安定で刺激を受けやすくストレスの多い時期でありながらも，大切な転換期となりうると考えられています（谷口 2013）。この時期をどう乗り越えるかは，その後のキャリアに大きく影響します。

リアリティ・ショックは誰もが経験し乗り越えるべき通過儀礼とも考えられています（勝原 2007）。先輩看護師は皆，リアリティ・ショックを経験して克服し

てきたからこそ，看護師という職業を続けていられるのです。

3) バーンアウト

　看護師は身体的にも精神的にもストレスの高い職業であり，ほかの職業に比べて**バーンアウト***する人の割合が高いことが知られています。バーンアウトとは，極度の疲労により心身のエネルギーが尽き果て，意欲を失ってしまった状態を指します（Freudenberger 1974）。

　看護師のバーンアウトに関しては数多くの研究がなされ，バーンアウトに陥りやすい人の傾向や個人的要因，環境要因が明らかになっています。バーンアウトに陥りやすい人の特徴として，「理想が高い」「完璧主義」「責任感が強い」があげられます。また，バーンアウトに陥りやすい環境要因として「過重負担」「あいまいな役割」「役割葛藤」があげられます（**図7**）。

　看護師，教師，サービス業従事者などの対人関係職がバーンアウトに陥りやすいと言われていますが，それはこれらの職業が**感情労働***を伴うためであると考えられています。感情労働とは，職務遂行のために自分の感情の抑制が求められる仕事を指します。

　多くの人々が看護師には，「患者さんにやさしく親切に対応する」「患者さんに共感的態度で接する」といった姿勢を期待しています。看護師らしい人格を演じることが求められるのです。

　感情が抑制されることにより，看護師自身の本来の感情が枯渇していく場合があります。そのため，自分自身のネガティブな感情や欲求を認めることの大切さが指摘されています（武井 2001）。

4) ライフイベント

　人が生涯働き続ける上では，さまざまな**ライフイベント***が起こります。結婚

バーンアウトに陥りやすい人の特徴

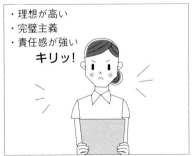

バーンアウトに陥りやすい環境要因

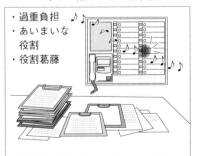

図7　バーンアウトに陥りやすい人の特徴と環境要因

や出産，育児，家族の介護，自分自身や配偶者の事故や病気など，これらの出来事は，時には就労を困難にします。女性であれば出産などのライフイベントがキャリアに直接影響を及ぼします。男性も育児や両親の介護などによって就労が思うままにいかない状況が起こります。交代勤務を行いながら仕事と家事を両立させることに困難を感じ，仕事を辞めたり，職場を替えたりする看護師もいます。

　昨今では**ワークライフバランス***の考え方が浸透しつつあり，看護師が働きやすい職場づくりを目指してさまざまな取り組みがなされています。看護師が働く病院や施設では，託児所や院内保育所が設置されたり，育児のための時間短縮業務が取り入れられたりと，育児支援や勤務継続のための支援体制が整えられてきました。

　ライフイベントによって看護師の仕事を休職したとしても，その経験はやがて復帰したときに看護に生かすことができます。一時的にキャリアを分断させるようなライフイベントが起こったとしても，長い目で見ればそれがよりキャリアを高めるような学習につながることもあるのです。

3 活躍の場を広げる

1）さまざまな分野で活躍する

　看護師が働く場所といえば病院と思われがちですが，実はさまざまな場所で活躍しています。約160万人の看護師のうち，病院で働いている看護師は約6割で，残りの看護師が病院以外で働いています。看護師の就業場所を年次ごとにみると，病院以外で働く看護師の割合は少しずつ増加しています。

　看護師が働く場所を具体的にあげてみましょう。ケアや健康管理に携わる場所としては，病院や診療所のほかに，福祉施設，訪問看護ステーションや居宅サー

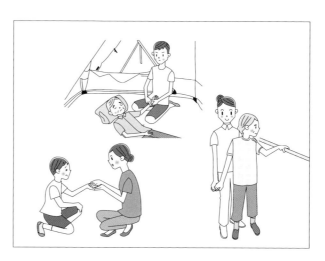

ビス，保育所・幼稚園・学校・大学などの保健室，企業の健康管理部門，保健所や市町村関係機関などがあげられます。ケアや健康管理に直接かかわるのではなく，看護の知識や能力を生かして間接的にかかわることもあります。官公庁などの行政機関で，看護にかかわる政策に携わる看護師もいます。行政や民間企業で，薬品や医療機器，機材，ケア用品の研究開発に携わる看護師もいます。治験コーディネーター，臓器移植コーディネーターといった仕事も知られるようになってきました。国内にとどまらず，青年海外協力隊，国際協力機構，国連関係機関，NPO法人，海外の病院，企業で働く看護師も増えています。

2）資格取得を目指す

　看護師には，ジェネラリストとスペシャリストの2つの道があります。ジェネラリストとは広く多方面に知識や能力を発揮する人，スペシャリストとは特定の領域において卓越した知識や能力を発揮できる人を指します（勝原　2007）。そのようなスペシャリストを目指す看護師を支援する制度が整ってきています。

　日本看護協会では，より質の高い医療提供を行うスペシャリスト養成のために，専門看護師，認定看護師，**認定看護管理者***の3つの認定制度を運営しています。医療の高度化や専門化に伴って活躍の場が増え，認定者の数は年々増加しています。

　看護師がこれらの資格を得ることは，病院や施設全体の看護の質向上につながります。そのため，看護師が仕事と資格取得のための学習を両立することができるように，勤務調整や学費の補助など，組織的な支援を行う職場もあります。

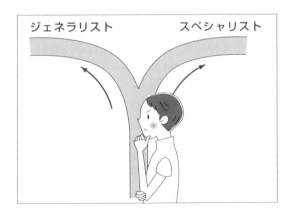

3）大学や大学院で学ぶ

　看護師養成機関にはさまざまなものがありますが，大きくは看護専門学校と看護系大学に分けられます。看護系大学には，看護に必要な専門科目のほかにも，専門の枠を超えた幅広い教養科目があり，卒業すると**学士***の学位を取得するこ

とができます。より幅広い学習をするため看護専門学校を卒業してから看護系大学やそのほかの大学に編入する人もいます。また，看護師として働きながら，大学に編入したり通信制大学で学ぶ人もいます。

さらに，より専門性を追求し，研究実践に取り組むために，大学院へ進学する人もいます。学士の学位を取得していれば，看護学のみならず，教育学，経営学，心理学などの大学院に進学することができます。専門看護師や認定看護管理者を目指す人は，認定要件に必要な所定のカリキュラムのある看護系大学院へ進学することが必要です。また，看護管理者や看護教員を目指す人の多くは，大学院で学び**修士***や**博士***の学位を取得しています。

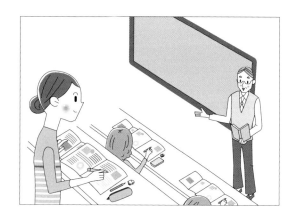

4) 看護管理職を目指す

看護管理者というと，師長や主任を思い浮かべる人が多いかもしれません。組織の規模が大きくなればなるほど，多くの管理職が必要となります。大病院では看護部長をはじめとしてさまざまな部門に管理職が置かれます。医療従事者の中でも看護師は大多数を占め，医療に直接かかわることから，副院長や副部長などの役職を看護職が務める場合が増えてきました。一般的には経験年数10年前後から主任や師長などの管理職を任されるケースが多いようです。管理職につく場合，病院や病棟運営，関連法規に関する研修や組織的課題を解決するための研修を受けることを求めるところもあります。

5) 看護教員を目指す

看護師としての臨床経験を積んだ後に，看護師養成機関で教員になる人もいます。看護専門学校の教員については，看護師等養成所の運営に関する指導要領において，一部の例外規定があるものの，「保健師，助産師又は看護師として5年以上業務に従事した者」および「専任教員として必要な研修を修了した者又は看護師の教育に関し，これと同等以上の学識経験を有すると認められる者」のいずれ

にも該当する者であることが定められています。

　看護系大学の教員については，明確な規定は定められていませんが，大学院で修士または博士の学位を取得しており，専門領域の臨床経験および専門知識や研究実績を有する者が望ましいとされています。また，介護や福祉の分野において，看護の知識を生かして教育に携わる人もいます。

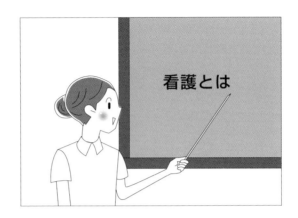

4 キャリア開発のための学習

1) なりたい自分を描く

　どんな看護師になりたいかたずねられると，「患者さんを思いやることができる看護師になりたい」「患者さんから信頼される看護師になりたい」といったようなイメージを答える人がいます。看護師になったとき，5年目や10年目をむかえたとき，あなたはどんな看護師になっているでしょうか。どんな看護師になりたいと考えているでしょうか。

　人が成長するためには，なりたい自分を描くことが重要です。自分が目指すイメージを明確に，できるだけ具体的にもつことで，次につながる行動を起こしやすくなります。

　「患者さんから信頼される看護師になりたい」というイメージだけでは漠然としていますので，どのような行動をすれば信頼されることになるのかを考えます。「患者さんとの約束を守る」「苦痛を与えてしまった場合には誠意をもって謝罪する」「患者さんの苦痛を最小限にできるように，正確な看護技術を確実に身につける」など，あなたがもつイメージを具体的な行動に置き換え，実行するのです。

　なりたい自分がうまく見つからない場合は，ロールモデル*を参考にするのもよいでしょう。働くようになったら，こんな看護師になりたい，こんな生き方をしたい，というような憧れの先輩や上司がでてきます。人は憧れの存在をよく観察するものです。その人に近づきたいと思ううちに，自然にあるいは意図的に，望ましい言動をとるようになると同時になりたい自分が見えてくるものです。

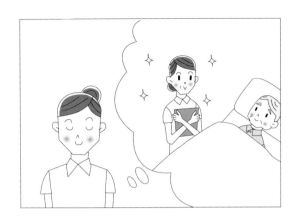

2）自分のキャリアに責任をもつ

　あなたが看護師という職業を選択したきっかけはどんなことだったのでしょうか。看護師の中には，自分は特に看護に興味はなかったけれど，周囲に勧められたのがきっかけとなったという人も少なくありません。看護師という職業を続けるうちに，いつの間にか看護の魅力や楽しさに気づくという人もいます。

　看護師になってからも自分のキャリアを設計することは重要です。もちろん，常に設計した通りにはならないかもしれません。看護職をめぐる環境も大きく変化しており，将来の予測は困難かもしれません。また，偶然に起こる予期せぬ出来事がキャリアの形成につながることもあります。将来の予測が困難な時代だからこそ，自らのキャリアに責任をもち，自分の生き方や働き方を設計し，必要があるたびに何度も設計し直すことが重要なのです。その際に重要なのが生涯学び続けていく姿勢です。

3）学習によってキャリアを拓く

　誰しも，自分が選んだ職業について，就職して初めてその大変さや魅力がわかるものです。失敗して落ち込んだり，患者さんや先輩や同僚に励まされたりすることが，もっと仕事ができるようになりたいという気持ちの支えになるはずです。多くの看護師は，日々の実践と経験を重ねることで看護の楽しさを知り，もっとよい看護を提供したい，より専門的な知識や能力を身につけたい，という気持ちをもつようになります。なりたい自分を具体的にイメージできるようになり，それに近づくために学習を始めるのです。

　人は学習することによって，新たに学習すべき課題を見出します。人が学びたいこと，学ぶことは無限にあり，看護師の学習にも終わりはありません。学習し続けることは，看護師としてのキャリアを拓き，あなたの人生を豊かにするのです。

ワーク

- 看護師のキャリアにはどのような選択肢があるのかをまとめてみましょう。
- ジェネラリストとスペシャリストのどちらが自分に向いていると思いますか。なぜそのように考えたのかを書いてください。
- あなたは自分自身の将来のキャリアについて，どのようなイメージをもっているでしょうか。そのイメージに近づくためには，どのような学習をしていく必要があるでしょうか。

用語集

アイスブレイク　初対面の人々が集まる授業や研修の際，最初にする簡単なゲームやクイズ，運動などの活動。参加者の不安や緊張を氷にたとえ，その氷をくだくという意味から派生している。場をなごやかにし，参加者の積極的なコミュニケーションを促す効果がある。

アイデンティティ　自分は自分であるという感覚。心理学者のエリクソン（Erikson, E.）によって広められた概念で，日本語では自己同一性と訳される。主に青年期に，自分は何者なのかを理解し，社会の中での自分の役割を見出すことが，アイデンティティの確立につながると考えられている。

アクティブラーニング　教員や指導者が一方向的に説明を行う講義形式とは異なる，学習者の能動的な学習への参加を取り入れた学習法の総称。体験学習，問題解決学習，グループワークなどが含まれる。

アサーション　自分の考えや気持ちを率直に，その場の状況に合った方法で伝える自己表現。相手に対して攻撃的になることもなく受け身になることもなく，自分も相手も尊重して適切に自己表現することを目指す。意見の相違により葛藤が起きたとしても，それを受け入れ，お互いに納得した結論を導くことを重視している。

暗黙知　言語で客観的に表現できない知識。哲学者のポランニー（Polanyi, M.）の提唱した概念。また，まだ言語化されていない知識という意味でも用いられることがある。

一斉学習　全員に対して同じ内容を同時に指導する学習形態。知識の伝達を効率的に行えるが，学習者が受け身になり，機械的に知識だけを覚えようとする側面がある。指導者の説明を主とした指導だけではなく，興味・関心・意欲を引き出すような工夫が必要となる。

意図的学習　学習者が明確な目的や目標をもって行う学習。意図なく結果的に何かを身につけている偶発的学習の対義語。歌詞を覚えるために歌詞カードを読むこと，自転車に乗る練習をすることは意図的学習にあたる。

演繹的アプローチ　一般的・普遍的な前提から個別的・特殊的な結論を得るという流れで指導するアプローチ。最初に基本となる知識，枠組み，ルールを教えた後，個別的な事例について教える。

オープンクエスチョン　「なぜ」「どのように」などで始まる自由に答えることのできる質問。相手に考えさせたいときや質問者が考えつかないような答えを期待するときに効果的である。考えるというプロセスを経るため，答える側に気づきが期待される。

外発的動機づけ　目標を達成するための手段として活動に取り組む動機づけ。義務，賞罰，強制などによって喚起される。たとえば，先生に叱られないために勉強したり，上司に認められたいから仕事をがんばる，ということがあてはまる。

学士　主に4年制の大学を卒業した者に授与される学位。国際的には Bachelor の資格に相当する。

学歴社会　人々の将来が過去にどのような教育を受けたかによって決まる社会。生まれた家柄や親の職業によって将来が決まる世襲制社会とは異なる。世襲制社会と比較すると，学歴社会では，個人の努力・能力がその個人の将来に大きな影響をもつ。

※ 本用語集は，中井編（2014）の用語解説を参考に作成しました。

過去質問　過去のことについて尋ねる質問。「今日の授業を受けてみてどうだったか」「これまでの授業と比べて前向きに取り組めたか」「今日学んだ内容で新たに学習したことは何か」が例としてあげられる。過去について問いかけるため，学習者に対して振り返りを促すことができる。

感情労働　肉体や頭脳だけでなく，感情の抑制や忍耐が求められる仕事。社会学者のホックシールド（Hochschild, A.）によって見出された概念である。教員，看護師，接客業など人を相手にする職業に従事する人は，自分の感情を抑え，決して表には出さず，常に職業上期待される態度が求められる。

記憶　外部から感覚を通じて入力された情報を覚える過程。記銘，保持，想起の3段階で進む。多くの情報は一時的な記憶にとどまるが，リハーサルなどを通じて長期的に記憶することができるようになる。記憶の過程で情報を失ってしまうことを忘却という。

帰納的アプローチ　与えられた個々の事例から，それを説明する一般的な規則を導き出す流れで指導するアプローチ。最初にさまざまな事例について教えた後，それらの事例に共通する規則や法則について教える。

義務教育　国家や保護者が子どもに受けさせなければならない教育のこと。日本では，日本国憲法や教育基本法において，子どもに普通教育を受けさせることを保護者に義務づけている。

キャリア　狭い意味では職業・職歴・経歴，広い意味では家庭や趣味活動を含めた個人の生き方全般。語源は，馬車の通った道筋を示す車道。心理学者のスーパー（Super, D.）は，職業にとどまらない，人生全般を通して人が経験する役割や仕事をライフ・キャリアと定義した。

教育観　教育に対してもっている信念や理想。学問分野の発展を目指すことに重きを置く立場や，学生の成長や発達に重きを置く立場などがある。ほかにも理想的な学生像や理想的な指導の方法なども教育観の一部と言える。

教員免許状　高等教育機関を除く学校の教員であるために必要とされる資格。学校の教員は，学校ごと・教科ごとに決められた免許を取得している必要がある。教員免許状を取得するためには，大学などで所定の単位を修得することが求められる。

協同学習　学習者が小集団となり協力して課題に取り組むことで，お互いの学習効果を最大限に高めようとする学習形態。単にグループに分けて学習させるだけではなく，集団内の互恵的な相互依存関係をもとに学習を行う点に特徴がある。

偶発的学習　学習者が学ぼうと意図していないにもかかわらず，知らず知らずのうちに何かを自然と身につけている学習。学習者の動機や意図で生じる意図的学習の対義語である。テレビから流れてくるフレーズから，何気なく言葉を学習することなどが例としてあげられる。

クッション言葉　衝撃をやわらげる言葉。直接伝えると，きつくなりがちな内容を相手が受け入れやすくすることができる。相手に依頼したり，異論を示したり，相手の求めを断ったりする状況で相手に対して配慮，思いやりを示すような言葉がクッション言葉の例になる。

クリニカル・ラダー　看護師としての専門知識や能力の到達度を段階的に示したもの。看護師のキャリアの開発や評価の基準として活用できる。日本看護協会は，一般的なクリニカル・ラダーの構成要素として臨床実践，管理，研究，教育，リーダーシップをあげている。

クローズドクエスチョン　答えが「はい」か「いいえ」に限られる質問もしくは選択肢の中から1つの回答を選ぶ質問。対話のスピードを必要とするときや物事を確認するときに効果的である。答えが限定されるため，答える側が窮屈に感じてしまう側面がある。

経験学習　経験を資源として知識や能力を身につける学習。組織行動学者コルブ（Kolb, D.）が提唱し，その過程をモデル化した。経験学習では経験からリフレクションによって知見や洞察を得て，次の行動

に生かすことが期待される。

形成的評価　指導の途中で軌道を修正したり，学習者の理解度を確認するための評価。毎回の授業前後や単元ごとに行う小テストがあてはまる。指導者は，評価結果をもとに指導計画や指導方法を見直すことができる。また，評価結果を学習者にフィードバックすることで，学習者の学習方法を改善するためにも活用できる。

傾聴　相手の話をただ受け身的に聞くのではなく，共感を示しながら能動的に聴く態度。会話の中でうなずく，あいづちを打つ，アイコンタクトをとる，要約を行うなどの方法がある。

ケーススタディ　具体的な事例について，問題の原因や解決策を調査，分析，研究する方法。知識や理論を応用する方法を学ばせるとともに，学習者自身の主体的な分析力・判断力などを育成することを目指す。

結果期待　行動の結果として，望む結果が得られるかどうかに対する期待。効力期待と同様に，心理学者のバンデューラ（Bandura, A.）の提唱した概念。たとえば，健康な生活を送るために禁煙をしようと考えている場合，禁煙の結果として，どの程度健康な生活を送れるのかが結果期待となる。

肯定的フィードバック　学習者ができるようになったことや学習者のよいところを指摘するフィードバック。肯定的フィードバックによって，学習者が自分の成長や強みを確認することができるため，学習意欲を高めることが期待される。

行動目標　観察可能な行動の形で書かれた目標。「採血の手順を正確に説明できる」「採血を実際に行うことができる」のように学習者の行動として記述すると，学習の成果を確認しやすくなる。

効力期待　結果を得るために必要な行動をどの程度うまくできるかに対する期待。心理学者のバンデューラ（Bandura, A.）が提唱した概念。たとえば，健康な生活を送るために禁煙をしようと考えている場合，禁煙が自分にできるかどうかに対する期待が効力期待となる。

ゴーレム効果　指導者が，学習者に対して実際の能力よりも低い期待しかもたなかったことで，学習者の能力を低いレベルに変化させてしまう心理的効果。ユダヤ教の伝承に登場する動く泥人形のゴーレムに由来する。

個人内評価　個人の能力や成績を，本人の過去の成績や他教科の成績などと比較して評価する方法。評価基準を個人の中に設定するため，個人がどれほど成長したのかを測定することができる。

個別学習　個人のペースで考えたり活動したりすることを重視した学習形態。学習者1人ひとりの能力や適性，興味・関心，学習の理解度の差，学習スキルやスタイルなど，さまざまな違いに応じることができる。

自己啓発　個人の意思による自己の能力開発。組織が求める人材育成よりも，個々のキャリア開発の側面が強くなる。自己啓発を支援する制度として，研修受講料などの金銭的援助，教育機会に関する情報提供，勉強会などに対する援助などがある。

自己評価　学習者自身による評価。学習者が自分の成果を振り返り，学習経験を次の行為に活用するために行われる。学習者が自分の学習状況を日常的に点検できる能力を身につけている必要がある。

社会化　個人が社会または集団のメンバーとしての思考や行動様式を獲得し，社会や集団のメンバーとして受け入れられる過程。成人への発達過程だけでなく，人間の一生を通じてみられる現象である。成人期以降の社会化としては，職業的地位に求められる思考や行動様式を獲得していく職業的社会化，組織の目標を達成するために求められる思考や行動様式を獲得していく組織的社会化があげられる。

修士　博士と学士の中間にある学位。大学院修士課程，あるいは博士前期課程を修了した者に授与される。国際的には，Master の資格に相当する。

熟達化　学習や経験を積み，知識や能力を身につけ

ていく長期的な過程。ある領域や分野に限って進む。熟達化が進んだ人のことを熟達者といい，熟達者に至るまでには一般に 10 年程度を要すると考えられている。

生涯学習　人は誕生から死に至るまで一生を通じて学習し，意識や行動を変容させていくという考え方。1965 年のユネスコの国際委員会で，ラングラン（Lengrand, P.）が初めて提唱した概念。

承認　相手を価値ある存在として認めること。相手の行動やその結果だけでなく，相手の存在そのものを承認することも含まれる。また他者による承認だけでなく，自分で自分のことを認める自己承認もある。

持論　経験を通じて形成された個人がもつ考えや信念。仕事や私生活でその人の行動を方向づける指針になる。本人が持論に対して自覚的になることで，仕事などでよい成果を導くために用いることもできる。

シンク・ペア・シェア　シンク（考える），ペア（2 人組），シェア（共有）からなる協同学習の手法の 1 つ。すぐに話し合いをさせるのではなく，始めに 1 人で考えさせ，その後，意見交換するところに特徴がある。また，個人，ペア，全体という形で段階的に進めていくので，学習者が自分の意見を述べやすい雰囲気をつくりだせる。

診断的評価　指導する前に学習者の現状や状態を把握し，学習者に最適な指導方法を準備するための評価。前提となる知識，技能，態度が身についているかどうかを評価する事前テストや日常の観察による評価などがある。

成人学習　大人の学習のこと。成人教育学者のノールズ（Knowles, M.）は，大人の学習は子どもの学習と異なると考え，「大人の学習を支援する技術と科学」をアンドラゴジーと呼んだ。

正統的周辺参加　ある共同体におけるメンバーの役割の変化を学習と捉えた理論。社会人類学者レイヴ（Lave, J.）と教育理論家ウェンガー（Wenger, E.）が提唱した。共同体に新しく迎え入れられたメンバーが，共同体にとって周辺的な活動から段階的に中心的な活動に参加していく過程。

生理的早産説　ほかの大型動物に比べ，人は感覚器がよく発達しているのに対し，運動能力が未熟な状態で生まれてくることを示した説。スイスの動物学者ポルトマン（Portman, A.）が提唱した。人はあえて早く生まれることで，親など成人による養育や世話を必要とし，社会でさまざまなことを学んで成長する。

絶対評価　個人の学習の達成度を，他者と比較することなく，具体化された教育目標に照らして行う評価。到達すべき目標に対してどこまで到達できたかで評価する到達度評価と，指導者により設定された望ましい成果に照らし合わせて評価する認定評価がある。

潜在看護師　看護師資格をもつが，結婚，出産，育児，介護などの理由で現場を離れている看護師のこと。看護師資格を取得してから看護職を一度も経験していない人と，一度は経験したものの離職してしまった人の両者を含む。

専門看護師　特定の専門分野の知識と能力をもつ看護師。日本看護協会が 1994 年から制度化した。がん看護や小児看護，老人看護などの分野がある。専門看護師になるには，大学院修士課程を修了し，5 年以上の実務経験（うち 3 年は専門分野の経験）を有し，認定審査に合格する必要がある。

専門職　専門的な知識や能力など高度な専門性を必要とする職業。西欧では古くから，神学者，医師，法律家が専門職として確立していた。現在では専門職の概念を広く捉え，看護師も専門職として位置づけられている。

総括的評価　一定の指導の終わりに，学習者の到達度を明らかにするための評価活動。学習者の成績評価やその指導の修了認定に用いられる。指導の全体計画や実施方法の見直しにも活用できる。

相対評価　個人の能力や成績を集団内のほかの学習

者と比較し，その相対的な位置によって評価する方法。評価基準を定めることが難しい観点や領域での評価に適している。

即時フィードバック　学習者の反応に対してすぐに正誤を伝えることが学習にとって効果的であると示したもの。心理学者のスキナー（Skinner, B.）によって提唱されたプログラム学習に取り入れられている原理の1つ。裏返すと瞬時に答えがわかる単語カードは，この原理を利用したものである。

他者評価　学習者以外の他者による学習活動の評価。目標に対する学習者の到達度や，学習活動を通じてどれほど成長したのかを客観的に評価する。

知識獲得　知識を習得し，他の状況でも活用できるようになる過程。外部からの刺激を情報として記憶すること，記憶した情報を既有知識と結びつけたり，概念化したりすることなどを通じて促される。

導入・展開・まとめ　指導の基本的な流れ。導入では，学習者にやる気を起こさせるような工夫が大切である。展開では，どの学習者にも主体的に取り組ませるように工夫する。まとめでは，学習成果を確認し，発展学習に導く。

内発的動機づけ　好奇心や関心によってもたらされる，報酬や罰に依存しない動機づけ。活動することそれ自体が目的となっている。たとえば，子どもがテレビゲームに熱中しているとき，その子どもは賞罰による動機づけによってではなく，ただ単にゲームが楽しいからという内発的な動機づけにより熱中している。

認定看護管理者　看護管理分野の知識と能力をもつ看護師。日本看護協会が1998年より制度化した。認定看護管理者になるには，5年の実務経験の後，認定看護管理者教育課程を履修するか，看護管理に関連した修士課程に在籍経験があるという条件のうちどちらかを満たした上で，認定審査に合格する必要がある。

認定看護師　特定の専門看護分野において熟練した知識と能力をもつ看護師。日本看護協会が1995年より制度化した。クリティカルケアや在宅ケアなどの分野がある。認定看護師になるには，5年の実務経験の後，研修に参加し，認定審査に合格する必要がある。

バーンアウト　仕事に没頭してきた人が突然意欲を失う現象。燃え尽き症候群とも言う。特に看護師，教師，カウンセラーなどといった対人援助職に多い。

博士　最上位の学位。大学院博士課程，もしくは博士後期課程の修了者あるいは，それと同等以上の能力をもつと認められた者に対して授与される。国際的には，Ph.Dなどの資格に相当する。

バズ学習　参加者を6人グループに分けて，議論をさせる協同学習の手法の1つ。6人で6分間議論した後に，全体で議論を行うことから六・六討議法とも呼ばれる。なるべく多くの学習者に自分の考えを表現する機会を与えることに目的がある。

発達課題　発達段階それぞれの時期に，個人が達成すべき課題。心理学者のハヴィガースト（Havighurst, R.）は，発達課題を2つに分けている。歩行の学習などのように，発達段階に応じて達成されなければならない課題と，市民としての社会的役割などのように長い時間かけて達成される課題がある。

発達段階　幼児期，青年期，老年期といった，人生におけるさまざまな段階。人生を通じて経験するさまざまな変化を心理学では，発達と捉えているが，人間が経験する発達には特定の年齢層においてある程度共通してみられる変化があることに着目している。

発問　指導者が学習者に対して行う教育的な意図をもった問いかけ。質問することで本人の問題意識を引き出したり，発想を広げたり，思考を深めることができる。

ピア評価　学習者同士が学習成果や行動について互いに評価し合う評価法。学習者自身が，相互評価をもとに自分の学習や行動を修正していくことに意味がある。学習者同士の良好な人間関係，学習者と指

導者との間の信頼関係，相互評価の意義の理解が求められる。

ピグマリオン効果　指導者の学習者に対する期待や態度が，学習者に影響を与える心理的効果。教育心理学者のローゼンタール（Rosenthal, R.）によって明らかにされた。成績が伸びる児童であると教師が認識すると，無作為に選ばれた児童であっても成績が向上したという実験結果がある。

非言語コミュニケーション　言葉以外の手段を用いたコミュニケーション。顔の表情，顔色，視線，身振り，手振り，姿勢のほか，相手との物理的な距離の置き方や，服装，髪型などが含まれる。国や文化によって異なる意味を示すものがあるため，異文化をもつ相手とのコミュニケーションでは注意が必要である。ノンバーバルコミュニケーションとも呼ばれる。

否定的フィードバック　学習者のできていないところや改善すべきところを指摘するフィードバック。学習者の課題を明確に伝える上では欠かせないが，否定的フィードバックばかりになってしまうと学習者の意欲をかえって損なうおそれもある。

一皮むけた経験　人を飛躍的に成長させる種類の経験の総称。その人にとっての初めての経験や非常に困難な状況におかれた経験，高度な知識や能力が要求された経験などが含まれる。

フィードバック　学習者の行動を観察して評価結果を返す行為。「できているね」や「今のはできてないね」といった言葉も簡単なフィードバックと言える。「正確にできていたけど，もう少し素早くできるといいね」といったように，改善点を示すと有効である。

フィードバック・サンドイッチ　否定的フィードバックを肯定的フィードバックで挟んで行うフィードバックのモデル。学習者の意欲を維持しながら，改善すべきところを伝えることができる。

プリセプター制度　新人看護師が仕事をする上で必要な能力を先輩から学ぶ制度。プリセプターと呼ばれる先輩看護師が，新人看護師（プリセプティ）に対してマンツーマン体制で指導し，臨床経験を積ませる。

ペーシング　自分の話し方を相手の話し方に合わせ，気軽に話し合える関係を築く方法。話す言葉，速度，リズム，抑揚，声の大きさなどを相手の話し方に合わせることで，親近感を抱かせ，お互いの壁を取り払うことができる。

ペンドルトン・モデル　学習者の自己評価を取り入れながら対話的に行うフィードバックの方法。学習者がよかった点を自己評価することから始める。その後指導者がよかった点を伝え，その上で改善点を指摘するという順番で進められる。

ポートフォリオ評価　学習者が学習のプロセスで作成したメモ，ワークシート，論文，作品，テストなどを蓄積して，学習の足跡の全体像を捉えようとする評価方法。ポートフォリオはもともと紙ばさみや入れ物を指していた言葉である。

ポジティブ感情　喜びや興味，安らぎといった気分がよいと感じる感情。ポジティブ感情があることで，多様な物事の捉え方を可能にしたり，仕事や学習への動機づけを高めたりすることが期待される。

学びほぐし　一度身につけたものの見方や考え方を意図的に捨て去ること。学習棄却，アンラーンとも呼ばれる。個人や組織が従来と全く異なる新しい状況に適応したり，新しいものの見方や考え方を取り入れたりしようとするときに欠かせない過程となる。

ミラーリング　鏡の中の像のように自分の動作を相手と同調させるコミュニケーションの技法。同じように動く相手に対して人が無意識の好感をもつことを活用している。相手と目線の高さや方向をそろえる，相手が前のめりになったときに自分も前のめりになるなどがミラーリングの例である。

未来質問　未来のことについて問う質問。たとえば，「1か月後の実習での目標は何か」「どのような看護師になりたいですか」などがあげられる。未来

について問いかけるため，学習者に対して目標設定を促すことができる。

目標設定理論　目標設定と動機づけの関係を考察した動機づけの理論。1968年に心理学者のロック（Locke, E.）が提唱した。本人が納得している目標，明確な目標，難易度の少し高い目標を設定することで，意欲と成果が高くなる。

問題場面テスト　具体的な問題場面を提示することで，問題を発見する力，判断力，解決方法などを引き出そうとするテスト。状況テストとも言う。看護の実地テストや，シミュレーターを用いたパイロットの技能テストなどがあてはまる。

ライフイベント　人の一生涯で起こるさまざまな出来事。誕生，就学，就職，結婚，出産，子育て，退職，死亡などがある。20代前半を女性の結婚適齢期と呼んでいた時代には，同世代がほぼ同時期に同様のライフイベントを経験していた。しかし，社会の変化に伴い，さまざまなライフスタイルを選択できるようになり，それぞれ多様な時期にライフイベントを経験するようになってきている。

ライフレビュー　高齢者が過去を振り返り，それまでの生涯を回想する心理的過程。精神医学者のバトラー（Butler, R.）が提唱した。高齢期に人生を振り返ることは，誰にでも起こりうることで，自分が生きてきた意味を再確認することができる。

ラポール　互いに信頼し合い，安心して感情の交流を行うことができる関係が成立している状態。相手の承認や信頼を得ることが必要とされる看護においては重要な概念である。

リアリティ・ショック　期待と現実の間にあるギャップによって受ける衝撃。就職する前に思い描いていた仕事や職場環境のイメージと，実際の職場での経験の違いを消化しきれず，不安や喪失感などを強め，ときに離職にまで至ることがある。

リハーサル　記憶を長期的にするための意識的な取り組み。反復によって記憶を保とうとする維持リハーサルと，記憶したい情報を意味づけたり構造化

したりする精緻化リハーサルの2つが代表的な方法である。

リフレーミング　物事を異なる枠組みで捉え直すこと。物事を多様に捉えることができるようになる。またネガティブな事柄をポジティブに捉え直すことで不安感などを抑制する効果も期待できる。失敗経験を成長の機会と捉えることなどがこれにあてはまる。

リフレクション　自分の積んだ経験を振り返ること。過去に起こった出来事の本質を探り，その経験における自分のあり方を見つめ直すことで，今後同じような状況に直面したときによりよく対処するための知見を得ることができる。

リフレクティブサイクル　リフレクションを行うためのモデルの1つ。ギブス（Gibbs, G.）が提唱した。「経験」から始まり，「感覚」「評価」「分析」「結論」「行動計画」と続く。学習者の感覚や思考といった内面を振り返ろうとするところに特徴がある。

ルーブリック　評価の観点別に3から5段階の到達度を表形式で示した評価ツール。評価基準を明確化するために，それぞれの到達度を具体的な言葉で記述している点に特徴がある。到達度を具体的に記述しているため，より客観的な評価を行うことができる。

レディネス　ある学習が成立するために必要な学習者の準備状況。レディネスを規定する主な要因として，学習者の知識，技能，体力，意欲，過去の経験などがある。指導においては学習者のレディネスを確認することが重要である。

ロールモデル　自分が目指したいと思う模範となる存在。必ずしも1人とは限らない。発想の豊かな人，交渉能力の高い人，私生活が充実している人など，自分に不足している知識や身につけたい態度に応じて，複数の人をロールモデルとすることもできる。

ワークライフバランス　仕事と生活の調和。1人ひとりがやりがいや充実感を感じながら働き，仕事上

の責任を果たすとともに，人生の各段階に応じて多様な生き方が選択・実現できる社会が目指されている。

ワールド・カフェ　ディスカッションの技法。それぞれのグループでの議論を共有するのに有効な技法。あるグループで議論をした後に1人を残し，他のメンバーはそれぞれ異なるグループに移動し，同じテーマについて議論する。その後元のグループに戻ってそれぞれのグループでの議論を共有し，最終的な結論をまとめる。

GROWモデル　コーチングにおける目標達成への行動を促すモデル。目標設定(Goal)，現状把握(Reality)，方法の選択(Options)，目標達成の意思確認(Will)の4段階での問いかけを行うもの。

Off-JT　通常の業務を一時的に離れて行われる教育。職場外訓練ともいわれ，集合研修はその代表的な例。職場を離れて習得した内容を日々の業務遂行にどのように生かすかは，学習者各自に委ねられるため，フォローアップが重要である。

OJT　日常の業務につきながら行われる教育。職場内訓練ともいわれ，部下への指導や育成と同義で用いられることもある。業務の最中に行う指導，個人学習の指示やアドバイス，目標や評価の面談，キャリア開発の指導など多様な方法が含まれる。

RUMBA(ルンバ)　学習目標が適切に設定できているかどうかを自分で簡単に確認する際に用いられるチェック項目。現実的(Real)，理解可能(Understandable)，測定可能(Measurable)，行動的表現(Behavioral)，到達可能(Achievable)の5つの項目からなる。

参考文献

- 新井英靖，荒川眞知子，池西靜江，石束佳子(2013)：考える看護学生を育む授業づくり―意欲と主体性を引き出す指導方法，メヂカルフレンド社.
- 池田輝政，戸田山和久，近田政博，中井俊樹(2001)：成長するティップス先生―授業デザインのための秘訣集，玉川大学出版部.
- 石田淳(2011)：行動科学を使ってできる人が育つ！ 教える技術，かんき出版.
- 市川伸一(1995)：現代心理学入門3 学習と教育の心理学，岩波書店.
- 今井むつみ(2016)：学びとは何か――〈探究人〉になるために，岩波書店.
- 伊藤崇達編(2010)：やる気を育む心理学(改訂版)，北樹出版.
- 稲垣忠，鈴木克明編(2011)：授業設計マニュアル―教師のためのインストラクショナルデザイン，北大路書房.
- 井部俊子編(2012)：プリセプターシップ―育てることと育つこと，ライフサポート社.
- 岩本俊郎，大津悦夫，浪本勝年編著(2012)：新 教育実習を考える，北樹出版.
- エリク・H・エリクソン(西平直，中島由恵訳)(2011)：アイデンティティとライフサイクル，誠信書房.
- 大西忠治(1987)：授業つくり上達法―だれも語らなかった基礎技術，民衆社.
- 大西忠治(1988)：発問上達法―授業つくり上達法 PART 2，民衆社.
- 鹿毛雅治編(2012)：モティベーションをまなぶ12の理論―ゼロからわかる「やる気の心理学」入門！，金剛出版.
- 鹿毛雅治(2013)：学習意欲の理論―動機づけの教育心理学，金子書房.
- 梶田叡一(1983)：教育評価，有斐閣.
- 勝原裕美子(2007)：看護師のキャリア論―多くの節目を越えて生涯にわたる成長の道筋を見出すために，ライフサポート社.
- 勝原裕美子(2012)：看護師，金井壽宏，楠見宏編：実践知―エキスパートの知性，pp194-221，有斐閣.
- 勝原裕美子，ウィリアムソン彰子，尾形真実哉(2005)：新人看護師のリアリティ・ショックの実態と類型化の試み―看護学生から看護師への移行プロセスにおける二時点調査から，日本看護管理学会誌9(1)：30-37.
- 金井壽宏(2002a)：仕事で「一皮むける」，光文社.
- 金井壽宏(2002b)：働くひとのためのキャリア・デザイン，PHP研究所.
- 金井壽宏，楠見孝編(2012)：実践知―エキスパートの知性，有斐閣.
- 上条晴夫編(2007)：子どもを注目させる指示・発問・説明の技術―授業成立の基礎技術4，学事出版.
- ロバート・M・ガニェ，キャサリン・C・ゴラス，ジョン・M・ケラー，ウォルター・W・ウェイジャー(鈴木克明，岩崎信監訳)(2007)：インストラクショナルデザインの原理，北大路書房.
- 桔梗友行編(2012)：子どもの力を引き出す新しい発問テクニック，ナツメ社.
- パトリシア・A・クラントン(入江直子，豊田千代子，三輪建二訳)(1999)：おとなの学びを拓く―自己決定と意識変容をめざして，鳳書房.
- 向後千春(2012)：いちばんやさしい教える技術，永岡書店.
- 厚生労働省医政局看護課(2005)：医療安全の確保に向けた助産師保健師看護師法等のあり方に関する検討会，厚生労働省.
- 厚生労働省医政局看護課(2014)：新人看護職員研修ガイドライン改訂版，厚生労働省.
- 佐々木亮(2010)：評価論理―評価学の基礎，多賀出版.
- 島宗理(2004)：インストラクショナルデザイン―教師のためのルールブック，米田出版.
- 下山節子，江藤節代編(2012)：新時代の看護マネジメントとリーダーシップ，メディカ出版.
- 杉江修治，関田一彦，安永悟，三宅なほみ(2004)：大学授業を活性化する方法，玉川大学出版部.
- 鈴木克明(2002)：教材設計マニュアル―独学を支援するために，北大路書房.
- 関口礼子，西岡正子，鈴木志元，堀薫夫，小池源吾(2002)：新しい時代の生涯学習，有斐閣アルマ.
- 高浦勝義(2000)：ポートフォリオ評価法入門，明治図書出版.

- 髙橋平徳，内藤知佐子(2019)：体験学習の展開，医学書院.
- 武井麻子(2001)：感情と看護—人とのかかわりを職業とすることの意味，医学書院.
- 田尾雅夫，久保真人(1996)：バーンアウトの理論と実際—心理学的アプローチ，誠信書房.
- 田嶋一，中野新之祐，福田須美子，狩野浩二(2007)：やさしい教育原理(新版)，有斐閣.
- 田中耕治編(2005)：よくわかる教育評価，ミネルヴァ書房.
- 田中耕治編(2008)：教育評価，岩波書店.
- 谷口初美(2013)：新人看護師が直面するリアリティ・ショック，週刊医学界新聞 3040.
- 多羅尾美智代(2005)：看護現場に活かすコーチング—相手の内なる力を強める話し方，経営書院.
- ウォルター・ディック，ジェームス・O・ケアリー，ルー・ケアリー(角行之監訳)(2004)：はじめての インストラクショナルデザイン，ピアソン・エデュケーション.
- アン・J・デービス，太田勝正(1999)：看護とは何か—看護の原点と看護倫理，照林社.
- バーバラ・グロス・デイビス(香取草之助監訳)(2002)：授業の道具箱，東海大学出版会.
- フロレンス・ナイチンゲール(湯槇ます，薄井坦子，小玉香津子，田村眞，小南吉彦訳)(2011)：看護覚 え書—看護であること看護でないこと(第7版)，現代社.
- 内藤知佐子，伊藤和史(2017)：シミュレーション教育の効果を高めるファシリテーター Skills & Tips，医学書院.
- 中山洋子(2004)：看護の"知"の水脈を探る，聖路加看護学会誌 8(1)：44-49.
- 中井俊樹(2010)：学習成果を評価する，夏目達也，近田政博，中井俊樹，齋藤芳子：大学教員準備講座，pp49-61，玉川大学出版部.
- 中井俊樹編(2015)：アクティブラーニング，玉川大学出版部.
- 中井俊樹編(2014)：看護現場で使える教育学の理論と技法，メディカ出版.
- 中井俊樹，飯岡由紀子(2014a)：看護教員のための教授法入門，看護展望 39(1)，39(3)〜39(13).
- 中井俊樹，飯岡由紀子(2014b)：看護教員のための教授法入門④ 学生を授業に巻き込む，看護展望 39(5)：486-491.
- 中井俊樹，森千鶴編(2020)：教育と学習の原理，医学書院.
- 中野民夫，森雅浩，鈴木まり子，富岡武，大枝奈美(2009)：ファシリテーション 実践から学ぶスキル とこころ，岩波書店.
- 中原淳編(2006)：企業内人材育成入門 人を育てる心理・教育学の基本理論を学ぶ，ダイヤモンド社.
- 夏目達也，近田政博，中井俊樹，齋藤芳子(2010)：大学教員準備講座，玉川大学出版部.
- 撫尾知信(1990)：教育評価，細谷俊夫，河野重男，奥田真丈，今野喜清編：新教育学大事典，352-356，第一法規.
- 日本看護協会(2013)：「継続教育の基準 ver.2」活用のためのガイド，日本看護協会.
- 日本看護協会(2014a)：平成 26 年 看護関係統計資料集，日本看護協会出版会.
- 日本看護協会(2014b)：平成 24 年度版 潜在看護職員の就業に関する報告書—ナースセンター登録デー タに基づく分析，日本看護協会.
- 日本教材学会編(2013)：教材事典—教材研究の理論と実践，東京堂出版.
- 野口芳宏(2011)：野口流教師のための発問の作法，学陽書房.
- マルカム・ノールズ(堀薫夫，三輪建二監訳)(2002)：成人教育の現代的実践—ペダゴジーからアンドラ ゴジーへ，鳳書房.
- エリザベス・バークレイ，クレア・メジャー，パトリシア・クロス(安永悟監訳)(2009)：協同学習の技 法—大学教育の手引き，ナカニシヤ出版.
- サラ・バーンズ，クリス・バルマン編(田村由美，中田康夫，津田紀子監訳)：看護における反省的実 践——専門的プラクティショナーの成長，ゆみる出版.
- ジャン・ピアジェ(波多野完治，滝沢武久訳)(1998)：知能の心理学，みすず書房.
- 東めぐみ(2009)：看護リフレクション入門—経験から学び新たな看護を創造する，ライフサポート社.
- 平井さよ子(2009)：看護職のキャリア開発—転換期のヒューマンリソースマネジメント，日本看護協会 出版会.
- 平木典子，沢崎達夫，野末聖香編(2002)：ナースのためのアサーション，金子書房.
- 藤岡完治(1994)：看護教員のための授業設計ワークブック，医学書院.
- 藤岡完治，堀喜久子，小野敏子編(1999)：講義法(わかる授業をつくる看護教育技法 1)，医学書院.
- 藤岡完治，安酸史子，村島さい子，中津川順子(2001)：学生とともに創る臨床実習指導ワークブック(第2版)，医学書院.

132

・藤岡完治，堀喜久子編(2002)：看護教育の方法(看護教育講座3)，医学書院．
・藤岡完治，屋宜譜美子編(2004)：看護教員と臨地実習指導者(看護教育講座6)，医学書院．
・藤岡信勝(1989)：授業づくりの発想，日本書籍．
・舟島なをみ(2011)：看護のための人間発達学，医学書院．
・アニータ・ブラウン，デイビッド・アイザックス(香取一昭，川口大輔訳)(2007)：ワールド・カフェ——カフェ的会話が未来を創る，ヒューマンバリュー．
・パトリシア・ベナー(2007)：Learning to See and Think Like a Nurse : Clinical Reasoning and Caring Practices，日本看護研究学会雑誌30(1)：23-27．
・パトリシア・ベナー，モリー・サットフェン，ヴィクトリア・レオナード，リサ・デイ(早野 ZITO 真佐子訳)(2011)：ベナー ナースを育てる，医学書院．
・パトリシア・ベナー(井部俊子監訳)(2005)：ベナー看護論 新訳版—初心者から達人へ，医学書院．
・アーリー・R・ホックシールド(石川准，室伏亜希訳)(2000)：管理される心—感情が商品となるとき，世界思想社．
・マイケル・ポランニー(高橋勇夫訳)(2003)：暗黙知の次元，筑摩書房．
・堀公俊，加藤彰(2009)：ロジカル・ディスカッション チーム思考の整理術，日本経済新聞出版社．
・アドルフ・ポルトマン(高木正孝訳)(1961)：人間はどこまで動物か—新しい人間像のために，岩波書店．
・松尾睦(2006)：経験からの学習—プロフェッショナルへの成長プロセス，同文舘出版．
・松尾睦(2011)：職場が生きる人が育つ「経験学習」入門，ダイヤモンド社．
・松尾睦(2013)：成長する管理職—優れたマネジャーはいかに経験から学んでいるのか，東洋経済新報社．
・松尾宣武，濱中喜代編(2006)：新体系看護学 第28巻 小児看護学① 小児看護学概論・小児保健(第2版)，メヂカルフレンド社．
・三宅和夫，北尾倫彦，小嶋秀夫編(1991)：教育心理学小辞典，有斐閣．
・向山洋一(1982)：跳び箱は誰でも跳ばせられる，明治図書．
・無藤隆，岡本祐子，大坪治彦編(2009)：よくわかる発達心理学(第2版)，ミネルヴァ書房．
・森敏昭，岡直樹，中條和光(2011)：学習心理学—理論と実践の統合をめざして，培風館．
・森正義彦(1993)：学習指導法の心理学—理論的アプローチ，有斐閣．
・文部科学省(2004)：キャリア教育の推進に関する総合的調査研究協力者会議報告書—児童生徒一人一人の勤労観，職業観を育てるために，文部科学省．
・柳澤厚生編(2003)：ナースのためのコーチング活用術，医学書院．
・山下富美代編(2002)：図解雑学 発達心理学，ナツメ社．
・ジャン・J・ルソー(今野一雄訳)(1962)：エミール〈上〉，岩波書店．
・ジーン・レイヴ，エティエンヌ・ウェンガー(佐伯胖訳)(1993)：状況に埋め込まれた学習—正統的周辺参加，産業図書．
・Bandura, A.(1977)：Self-efficacy : Toward a Unifying Theory of Behavioral Change, Psychological Review 84(2)：191-215．
・Cantillon, P. and Sargeant, J.(2012)：Giving Feedback in Clinical Settings, British Medical Journal 337：1292-1294．
・Chi, M. T. H.(2006)：Two Approaches to the Study of Experts' Characteristics, in Ericsson, K., Charness, N., Feltovich, P. J., Hpffman, R. R.(Eds)：The Cambridge Handbook of Expertise and Expert Performance, Cambridge University Press：21-30．
・Ebbinghaus, H.(1913)：Memory : A Contribution to Experimental Psychology, Teachers College, Columbia University．
・Ericsson, K. A.(1996)：The Road to Excellence: The Acquisition of Expert Performance in the Arts and Sciences, Sports and Games, Lawrence Erlbaum．
・Ericsson, K. A., Krampe, R. T. H. & Tesch-Romer, C.(1993)：The Role of Deliberate Practice in the Acquisition of Expert Performance, Psychological Review 26: 1-24．
・Gibbs, G. (1988)：Learning by Doing : A Guide to Teaching and Learning Methods, Further Edncation Unit．
・Hall, D. T. (1976)：Careers in Organizations, Good year Pub．
・Harden, R. M. and Crosby, J. (2000)：The Good Teacher is More Than a Lecturer — The Twelve Roles of the Teacher, Medical Teacher 22(4)：334-347．
・Heffernan, V.(2011)：Education Needs a Digital-Age Upgrade, The New York Times August 7．

・Kolb, D. A.（1984）: Experiential Learning — Experience as the Source of Learning and Development, Prentice Hall.

・Irons, A.（2008）: Enhancing Learning through Formative Assessment and Feedback, Routledge.

・Freudenberger, H. J.（1974）: Staff Burn-Out, Journal of Social Issues 30（1）: 159-165.

・Mager, R.（1997）: Preparing Instructional Objectives, 3rd Edition, Center for Effective Performance.

・McKeachie, W. J. and Svinicki, M. D.（2014）: McKeachie's Teaching Tips — Strategies, Research, and Theory for College and University Teachers 14th Edition, Wadsworth Cengage Learning.

・Ryan, R. M. and Deci, E. L.（2000）: Intrinsic and Extrinsic Motivations : Classic Definitions and New Directions, Contemporary Educational Psychology 25 : 54-67.

執筆者プロフィール

中井 俊樹［なかい　としき］　編者　1章，12章

愛媛大学教育・学生支援機構　教授

専門は大学教育論，人材育成論。1998 年に名古屋大学高等教育研究センター助手となり，同准教授などを経て 2015 年より現職。愛知県看護協会，愛媛県看護協会などで研修講師を経験。松山看護専門学校，人間環境大学松山看護学部などで教育学の授業担当を経験。日本高等教育開発協会会長，大学教育イノベーション日本代表，大学教育学会理事。著書に，『看護現場で使える教育学の理論と技法』（編著），『教育と学習の原理』（共編著），『大学教育と学生支援』（編著），『アクティブラーニング』（編著）などがある。

小林 忠資［こばやし　ただし］　編者　4章，6章，8章

岡山理科大学獣医学部　講師

専門は大学教育論，比較教育学。名古屋大学高等教育研究センター研究員，愛媛大学教育・学生支援機構特任助教を経て 2018 年より現職。まつかげ看護専門学校講師，中部看護専門学校講師，愛知県看護協会研修講師などを経験。著書に，『看護現場で使える教育学の理論と技法』（分担執筆），『アクティブラーニングの活用』（共編著），『授業設計』（分担執筆）などがある。

寺田 佳孝［てらだ　よしたか］　2章，5章

東京経済大学経済学部／全学共通教育センター　准教授

専門はドイツの政治教育論，カリキュラム研究，教育方法論。名古屋商科大学，国際医療福祉大学，東京経済大学経済学部講師を経て 2021 年より現職。名古屋医療センター附属名古屋看護助産学校非常勤講師，愛知県看護協会研修助手，保健師助産師看護師実習指導者講習会講師，認定看護管理者教育課程講師などを経験。著書に，『看護現場で使える教育学の理論と技法』（分担執筆），「大学における映画を活用した授業の特徴」（『名古屋高等教育研究』第 14 号，共著），「コンピテンシー概念に基づく平和学習」（『公民教育研究』第 21 号）などがある。

嶋﨑 和代［しまざき　かずよ］　9章，13章

名古屋女子大学健康科学部看護学科　准教授

専門は基礎看護学，看護教育。総合病院呼吸器外科・血液内科病棟，産婦人科病棟，血液浄化センターなどでの臨床経験をもつ。2003 年に看護専門学校専任教員となり，2011 年中部大学生命健康科学部保健看護学科助手，助教，講師を経て，2021 年より現職。愛知県看護協会実地指導者研修，訪問看護認定看護師教育課程などで講師を経験。著書に，『看護現場で使える教育学の理論と技法』（分担執筆），『教育と学習の原理』（分担執筆），『授業設計と教育評価』（分担執筆），『アクティブラーニングの活用』（分担執筆）がある。

原田 健太郎［はらだ　けんたろう］　7章

島根大学教育・学生支援本部　講師

専門は高等教育論。徳島大学インスティトゥーショナル・リサーチ室助教，関西大学教育推進部特別任用助教を経て，2015 年より現職。著書に，『学士課程教育のカリキュラム研究』（分担執筆），「大学教育に影響を与えるもの」（『大学教育研究ジャーナル』第 10 巻）などがある。

都島 梨紗［つしまりさ］　10章

岡山県立大学保健福祉学部栄養学科　講師

専門は教育社会学。東亜大学講師を経て 2018 年より現職。玉野総合医療専門学校，愛知県立総合看護専門学校，西尾市立看護専門学校，まつかげ看護専門学校などで講師を経験。著書に，『非行からの立ち直りとは何

か』(単著)がある。

上月 翔太[こうづき しょうた]　3章, 11章

愛媛大学教育・学生支援機構　講師

専門は高等教育論，文芸学。日本学術振興会特別研究員，大阪大学大学院文学研究科文化表現論専攻助教などを経て 2023 年より現職。河原医療大学校で教育学の授業担当を経験。著書に，『看護教員のための問題と解説で学ぶ教育評価力トレーニング』(分担執筆)，『西洋古代の地震』(共訳)，『大学教育と学生支援』(分担執筆)などがある。

執筆協力者

石倉 由紀(中部看護専門学校)

稲垣 太一(金城学院高等学校)

江龍 美紀子(愛知県看護協会)

大串 晃弘(四国大学)

大藤 文代(愛知県看護協会)

清水 栄子(愛媛大学)

陶山 啓子(愛媛大学)

高橋 まりな(名古屋大学大学院)

高橋 平徳(愛媛大学)

夏目 美貴子(中部大学)

新美 純子(中部大学)

野本 ひさ(愛媛大学)

橋場 論(福岡大学)

藤本 正己(徳島文理大学)

堀田 加奈子(名古屋大学大学院)

横山 千津子(松山看護専門学校)

渡辺 弥生(まつかげ看護専門学校)

(五十音順，所属は協力時)

索引